図解

脳梗塞の予防がよくわかる最新知識

決定版

監修
山王病院・山王メディカルセンター脳血管センター長
内山真一郎

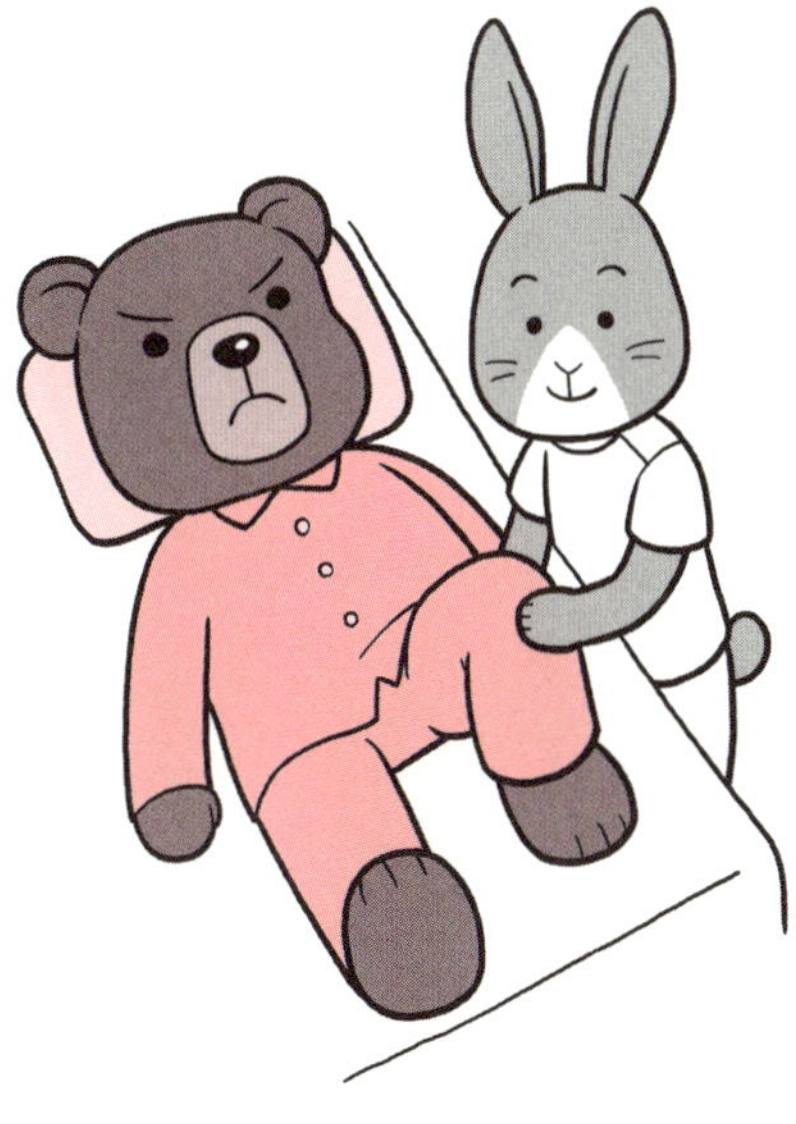

日東書院

はじめに

脳梗塞は、脳出血やくも膜下出血を含めた脳卒中のひとつです。

現在、脳卒中は日本人の死亡原因の第4位ですが、介護が必要な身体障害の原因の第1位であり、患者数は2010年の時点で300万人を超えています。日本人は一生涯のうちに実に5人に1人が脳卒中を発症しています。なかでも、いま最も多いのが脳梗塞であり、脳卒中全体の75％にも達しています。

その背景には、社会全体の高齢化と、それに加えて脳梗塞の引き金となる高血圧、糖尿病、脂質異常症、肥満といった生活習慣病の蔓延が根深く関係しています。

脳梗塞は突然襲ってくる脳の病気だと思われていますが、実際は長年の生活習慣に起因する血管の病気です。生命を脅かすとともに、後遺症や寝たきりにもつながる怖い病気であることは間違いありませんが、日常生活や食事を改善することで十分に予防が可能な病気なのです。

予防にまさる治療はありません。本書は、脳梗塞を未然に防ぐ「予防法」に焦点を当ててまとめました。同時に脳梗塞を早期に発見し、大事に至るのを防ぐことも目的としています。

第1章では脳梗塞の予備知識を、第2章ではその危険因子を詳しく解説しました。危険因子を徹底的に改善できれば脳梗塞の8割は予防できるはずなのです。

また第3章、第4章では脳梗塞を予防するための生活習慣・食習慣について、その改善ポイントを具体的に紹介しています。

それでも脳梗塞を発症してしまったら……。そのときのために第5章では危険な兆候や早期発見の方法、さらに最新治療について述べています。特に予後を大きく左右する急性期治療については必ず目を通しておいていただきたいと思います。

「国民病」として深刻化し続ける脳梗塞という病気を前に、ひとりでも多くの人々に対して医師として何ができるのか。それは発症を未然に防ぐための正しい啓発活動であると信じています。

本書により、ひとりでも多くの方が脳梗塞に対する理解を深め、ご家庭での予防に努めていただけることを心より願っています。

2014年9月　内山真一郎

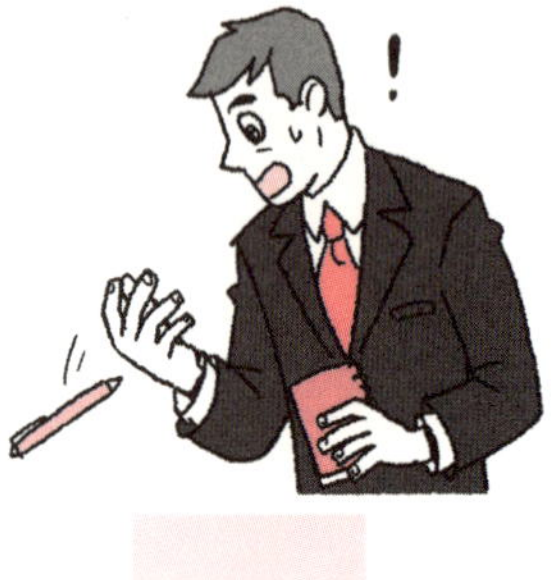

第2章 脳梗塞の危険因子を改善する

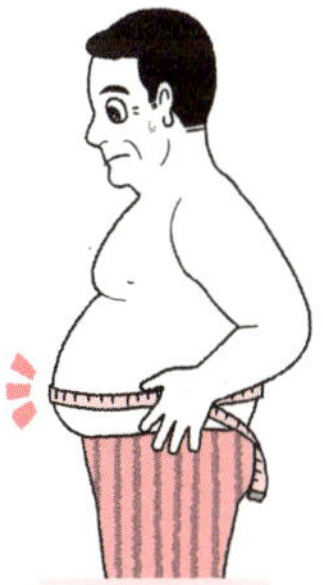

第3章 脳梗塞を予防する生活習慣

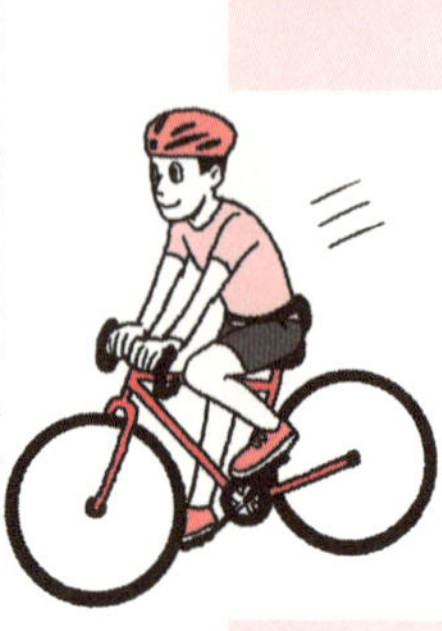

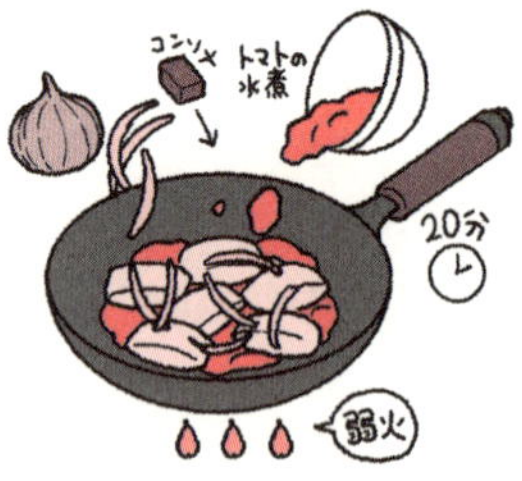
コンソメ
トマトの水煮
20分
弱火

第5章 脳梗塞の早期発見と最新治療 175

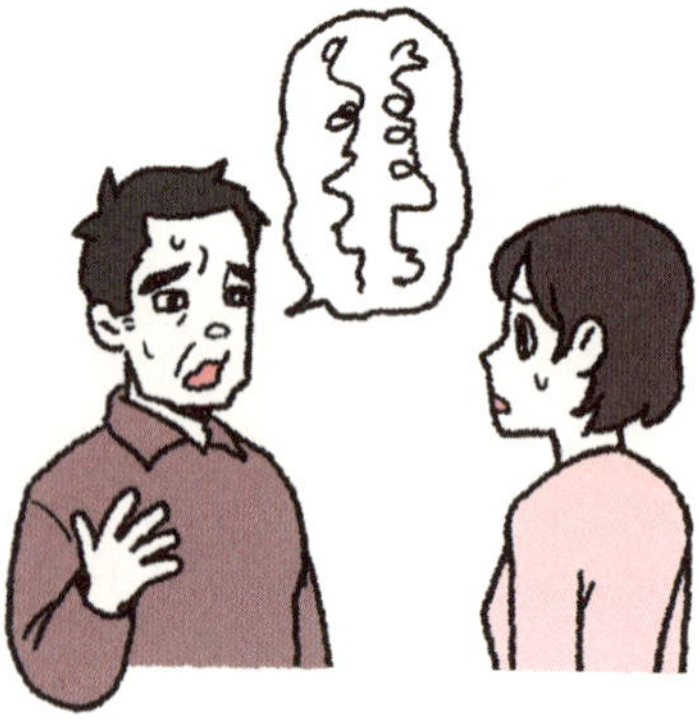

第 1 章

脳梗塞とは こんな病気

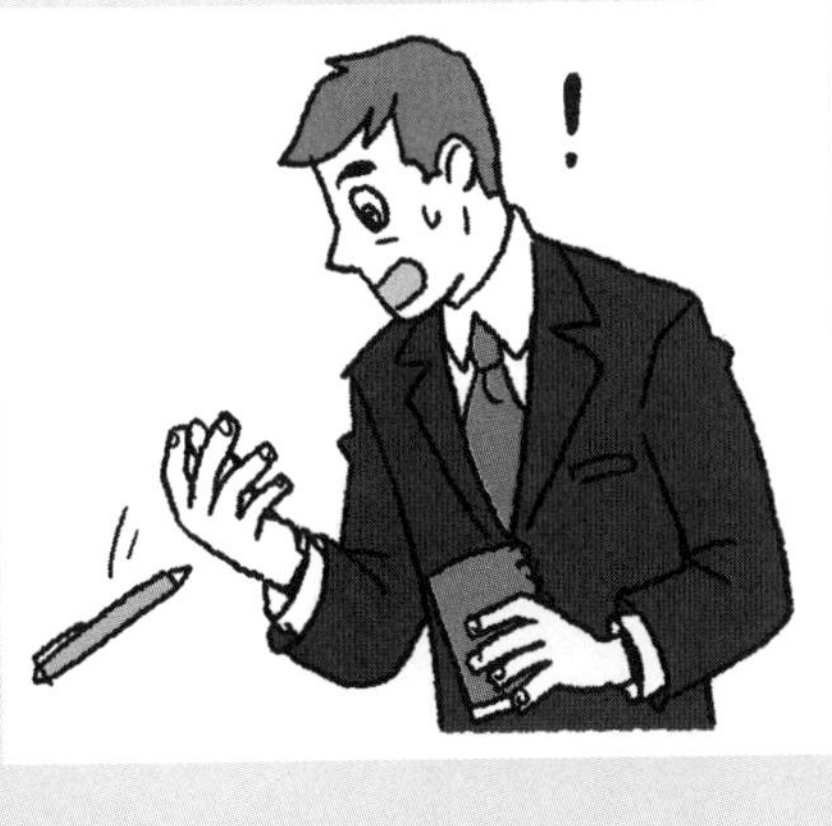

脳梗塞は脳卒中のひとつ
脳血管が詰まることで起きる！

脳の血管が詰まったり、破れて出血したりする脳血管障害のうち、急激に麻痺やしびれなどの神経症状が現れる病気を「脳卒中」といいます。

脳卒中は、左図のように「出血性脳卒中」と「虚血性脳卒中」の二つに大きく分かれます。出血性脳卒中には「脳出血」と「くも膜下出血」の2種類があります。一方の虚血性脳卒中は、脳の血管が詰まって血流が滞る「脳梗塞」のことを指し、主に「アテローム血栓性脳梗塞」、「ラクナ梗塞」、「心原性脳塞栓症」の3種類に分けられます。

脳は無数の神経細胞の塊であり、体を動かしたり、見る、聞く、話す、感じるなど、全身のさまざまな機能をつかさどる司令塔です。

ところが、脳卒中によって神経細胞の一部に障害が起きると、その部位が担う機能が失われてしまいます。そのため、体の片側の麻痺やしびれ、ろれつが回らないといった局所的な神経症状が突然現れたり、後遺症が残るなどの深刻な状況を引き起こします。

●脳卒中の分類

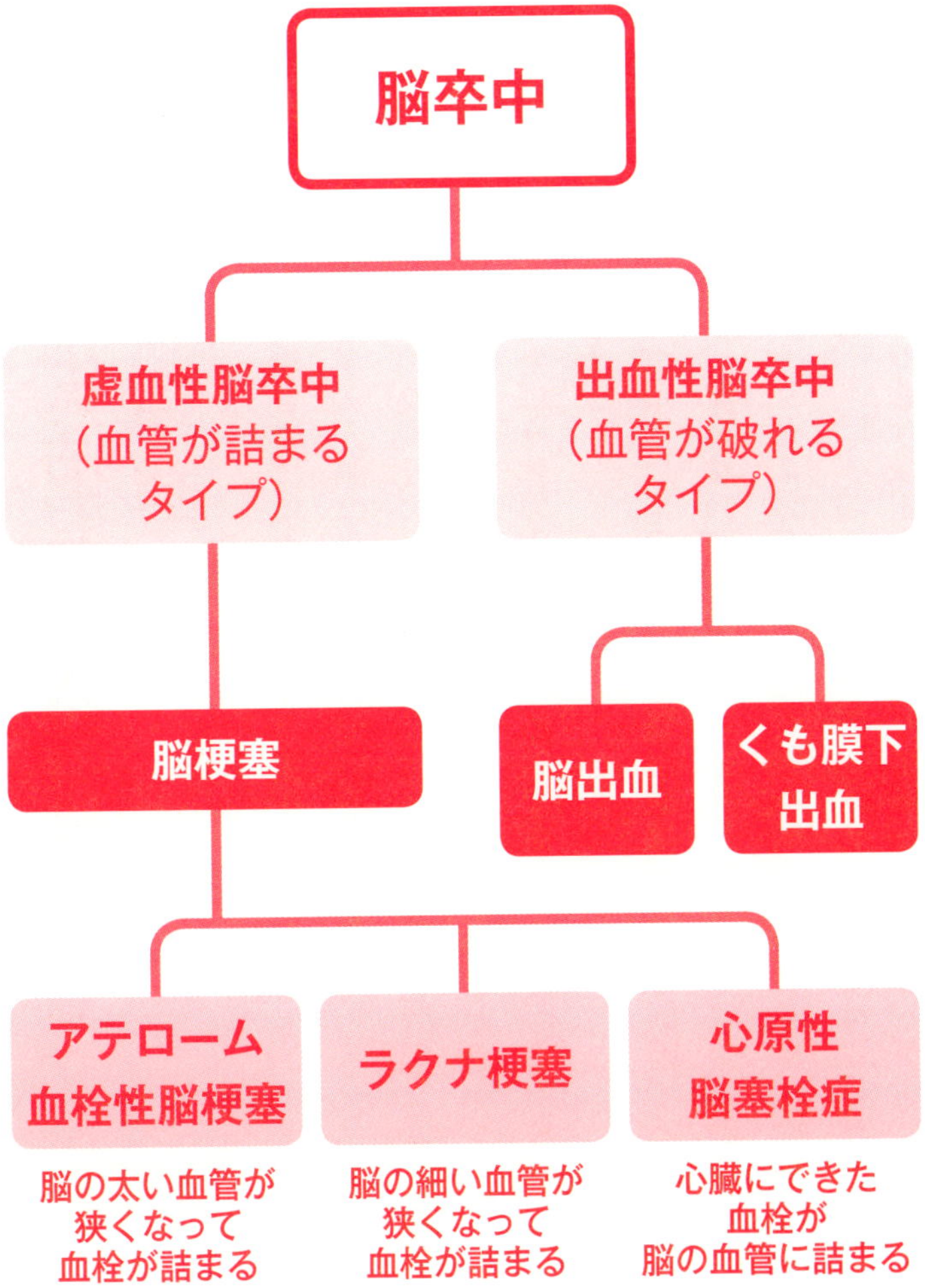
脳卒中
虚血性脳卒中（血管が詰まるタイプ）
出血性脳卒中（血管が破れるタイプ）
脳梗塞
脳出血
くも膜下出血
アテローム血栓性脳梗塞
ラクナ梗塞
心原性脳塞栓症
脳の太い血管が狭くなって血栓が詰まる
脳の細い血管が狭くなって血栓が詰まる
心臓にできた血栓が脳の血管に詰まる

「高齢化」と「生活習慣病」の蔓延で増え続ける脳梗塞

日本における脳卒中の患者数は年々増え続け、2010年には300万人を突破しました。実に日本人の5人に1人が脳卒中を発症しているのです。

この最大の原因は社会の高齢化にあります。もともと脳卒中は高齢者に多い病気ですが、高齢者の増加と生活習慣病の蔓延により、発症者数の増加に拍車がかかっているのです。

また、脳卒中は死亡または身体障害の最大の原因であり、介護医療の対象となる病気として第1位を占めています。

かつて、脳卒中のうちで最も比率の高かった脳出血は、最大の原因である高血圧の予防や降圧剤などによる治療、減塩食の啓発活動が功を奏して著しく減少しました。

これに対し脳梗塞は、食生活の欧米化によって糖尿病や脂質異常症、肥満などの「代謝性危険因子」が増えたことにより、今や脳卒中の75%を占めています。欧米ではこれが85%まで上昇しており、日本でも今後さらに脳梗塞の比率が増えることが危惧されています。

●脳卒中の病型別頻度

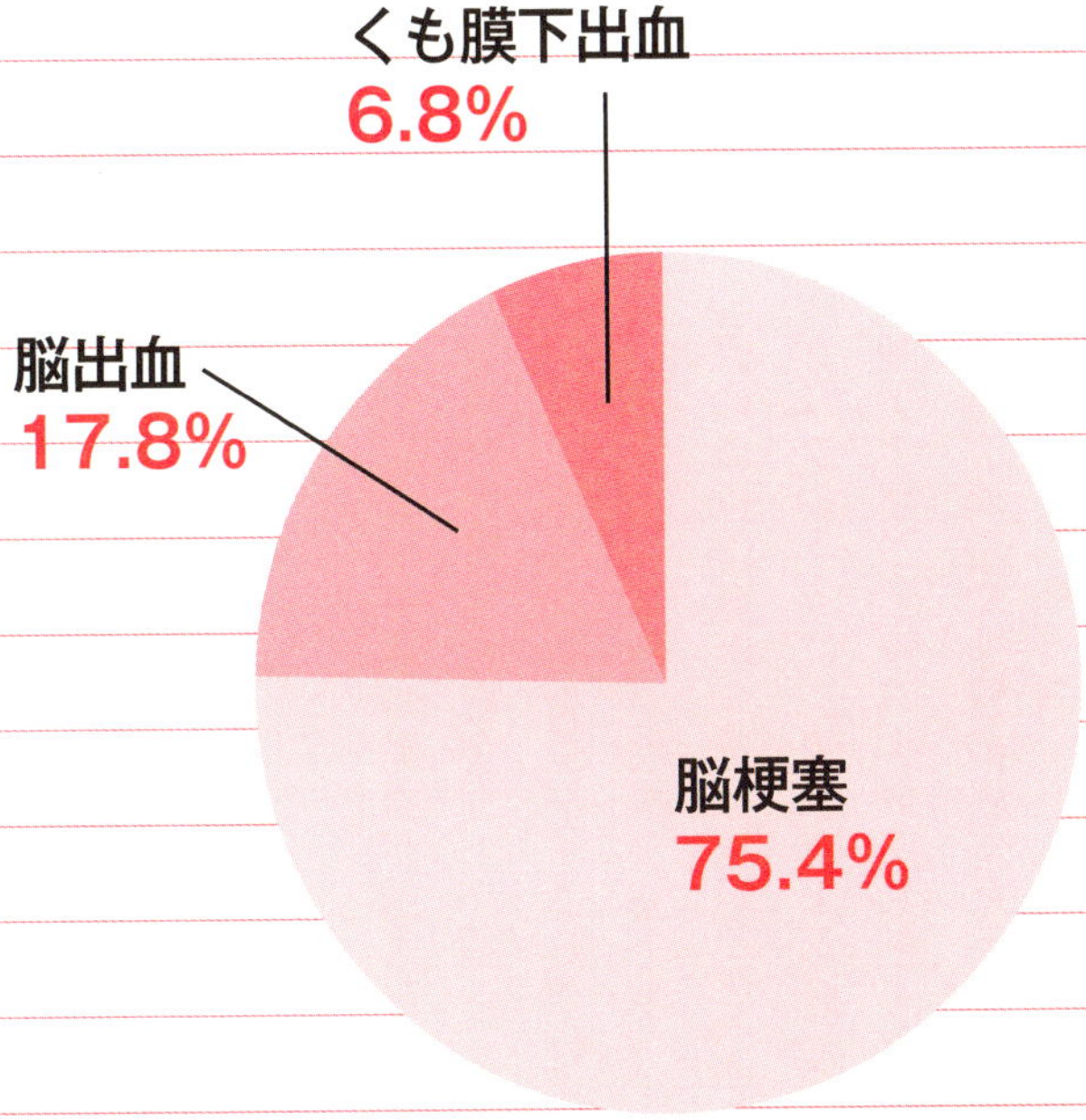

日本における脳卒中のうち約75%を脳梗塞が占めており、この比率は今後もさらに増え続けることが危惧されています。

参考資料：「日本脳卒中データバンク 2009」

血管が詰まる原因により「脳梗塞は3タイプ」ある

脳梗塞は、さまざまな原因によって脳の動脈が詰まる病気です。血管が詰まる原因によって、主に次の3つのタイプに分けられます。

▼アテローム血栓性脳梗塞……脳の太い動脈が詰まる。梗塞がやや大きい。

▼ラクナ梗塞……脳の深い部位にある細い動脈が詰まる。梗塞が小さい。

▼心原性脳塞栓症……心臓の血栓が血流で運ばれ、脳の太い動脈に詰まる。梗塞が大きい。

日本人の場合は、左のグラフのように、アテローム血栓性脳梗塞、ラクナ梗塞、心原性脳塞栓症がそれぞれ約3割ずつで、全体の9割以上を占めています。その他の脳梗塞としては、脳動脈の痙攣や血液凝固異常や血管の異常などがあります。

かつてはラクナ梗塞が最も多いタイプでしたが、現在は食生活の欧米化などによりアテローム血栓性脳梗塞の割合が最も多く、高齢者の増加により心房細動が主な原因の心原性脳塞栓症も増加しています。

●脳梗塞の種類別頻度

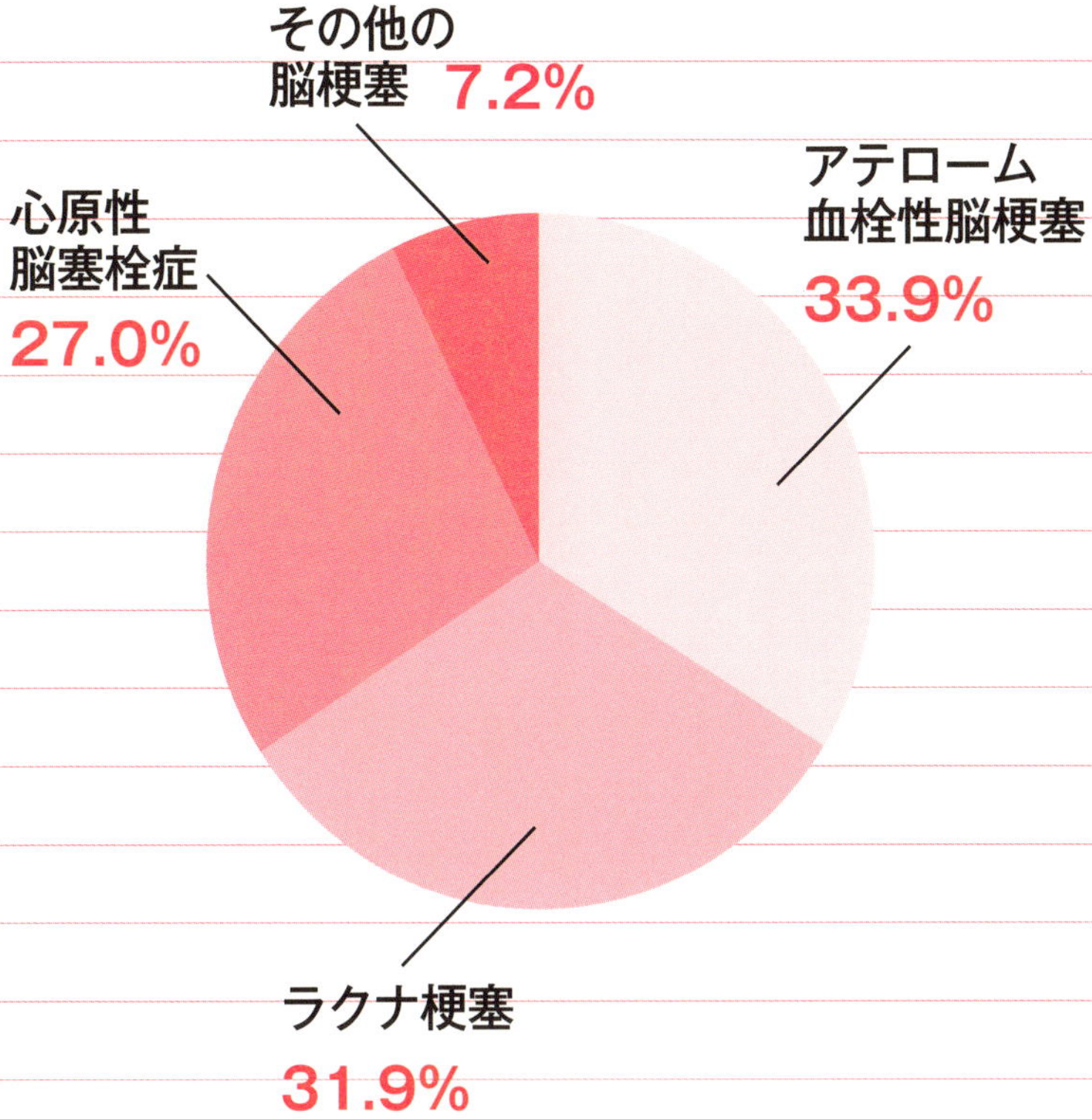

参考資料：「日本脳卒中データバンク2009」

脳梗塞のタイプ①

「アテローム血栓性脳梗塞」とは？

脳の太い動脈や脳に血液を運ぶ頸動脈など、太い血管の動脈硬化によって起こる脳梗塞です。「アテローム（粥腫《じゅくしゅ》）」とは、血液中の余分なコレステロールなどが血管壁に入り込んでできる粥状の塊です。アテロームが大きくなり破裂すると、血液中の血小板が集まってきて破れた部位を補修しようとかさぶたができます。これが血栓となって血流を塞いだり、血栓が血流に乗って脳の動脈まで運ばれ、脳梗塞を引き起こします。

アテローム血栓性脳梗塞は、特に太い血管に起因するものなので、脳梗塞のサイズが比較的大きく、症状も重くなる場合が多いといえます。

運動麻痺や感覚障害、失語、失行、失認などの発作が起こりやすく、また、「一過性脳虚血発作（TIA）」が予兆として起こる場合も少なくありません（28ページ参照）。

これを未然に防ぐには、動脈硬化の原因である高血圧や糖尿病、脂質異常症、肥満などの生活習慣病に気をつけることが必要です。喫煙も重大な危険因子です。

●アテローム血栓性脳梗塞のしくみ

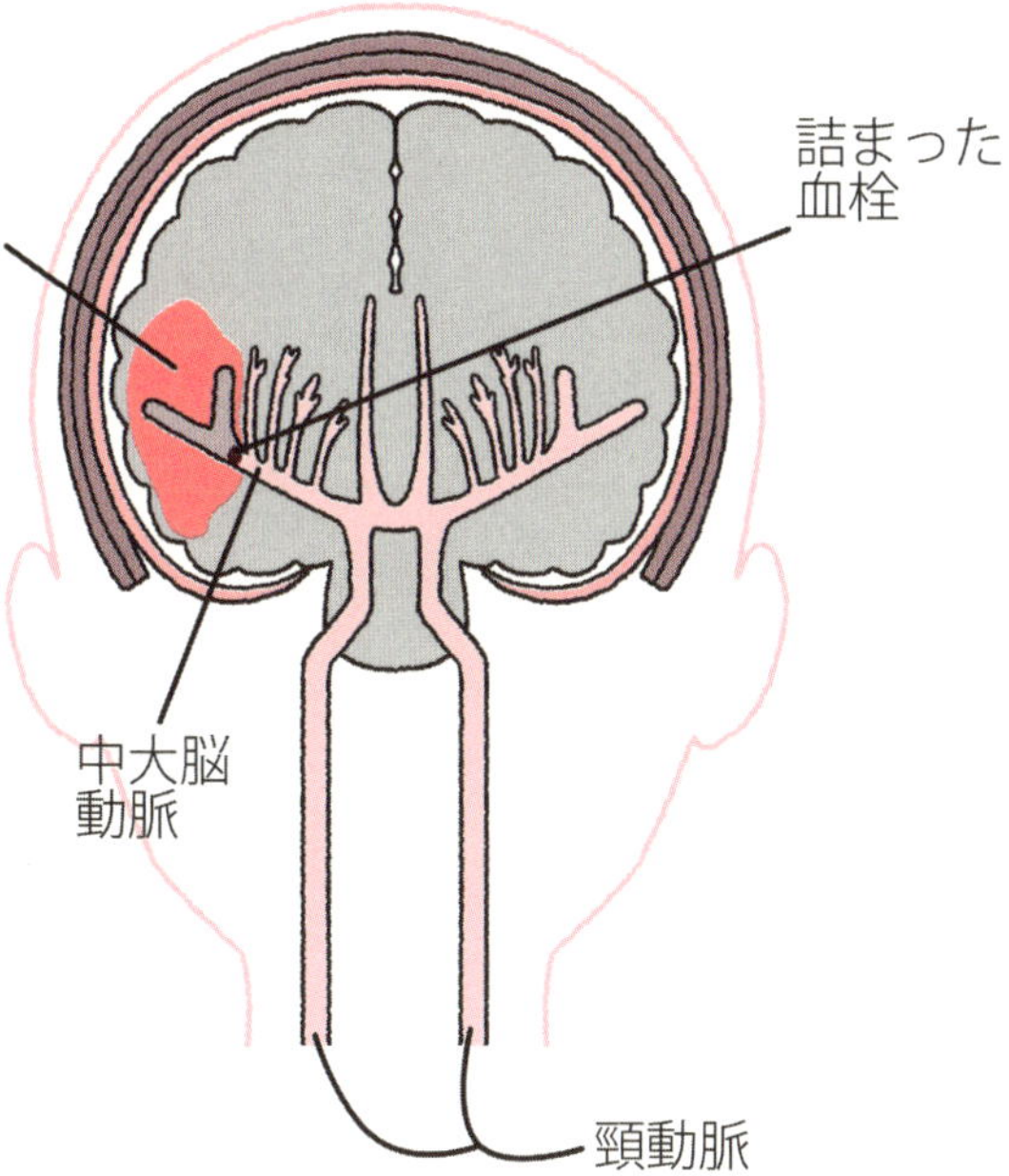

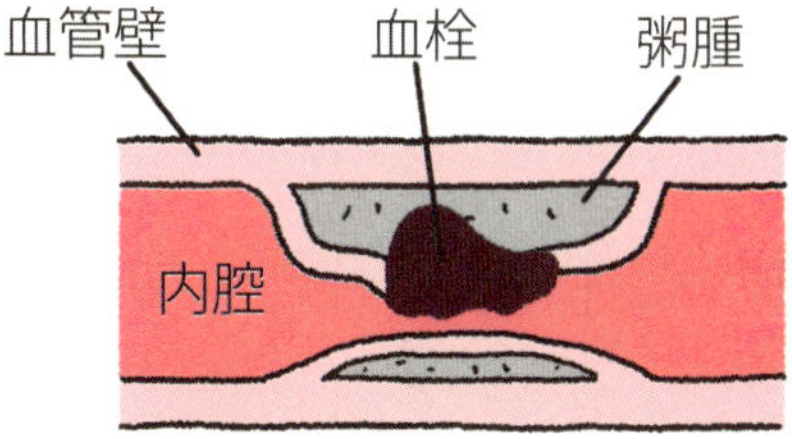

脳の動脈や頸動脈の血管壁にコレステロールなどがたまり、
粥腫（アテローム）ができる。何らかの原因で粥腫が
破裂するとそこに血栓ができ、やがて血管の内腔が詰まってしまう。

脳梗塞のタイプ②
「ラクナ梗塞」とは？

大血管病といわれるアテローム血栓性脳梗塞に対し、ラクナ梗塞は小血管病といわれます。「ラクナ」はラテン語で「小さなくぼみ」を意味し、ラクナ梗塞は脳の太い動脈から枝分かれした穿通動脈という細い動脈の動脈硬化によって起こります。動脈硬化が進むにつれて血管壁が厚くなり、血管の内腔が徐々に狭められてやがて塞がります。

発症の危険因子はやはり動脈硬化を促進する生活習慣病です。細い血管は血圧の影響が大きいため、高血圧が最大の原因となります。

障害される範囲が比較的小さいため、ほかのタイプの脳梗塞と違って大きな発作は起こらず、運動麻痺やしびれなどの感覚障害が単独で現れるのが特徴です。

また、最近は脳ドック（176ページ参照）の普及により、まったく症状が現れていないラクナ梗塞が発見されるようになりました。これが「隠れ脳梗塞」と呼ばれる無症候性脳梗塞です（46ページ参照）。

●ラクナ脳梗塞のしくみ

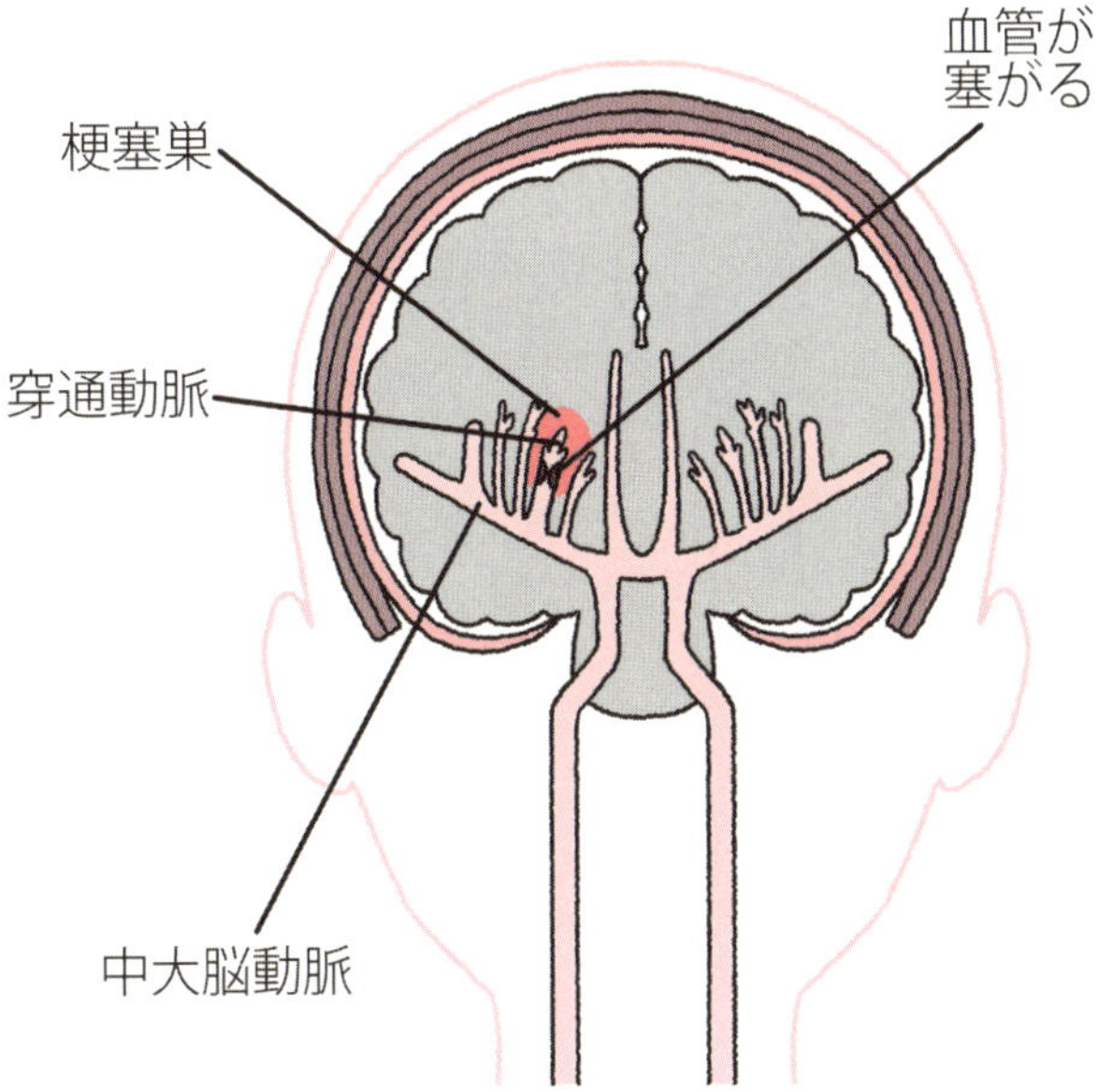

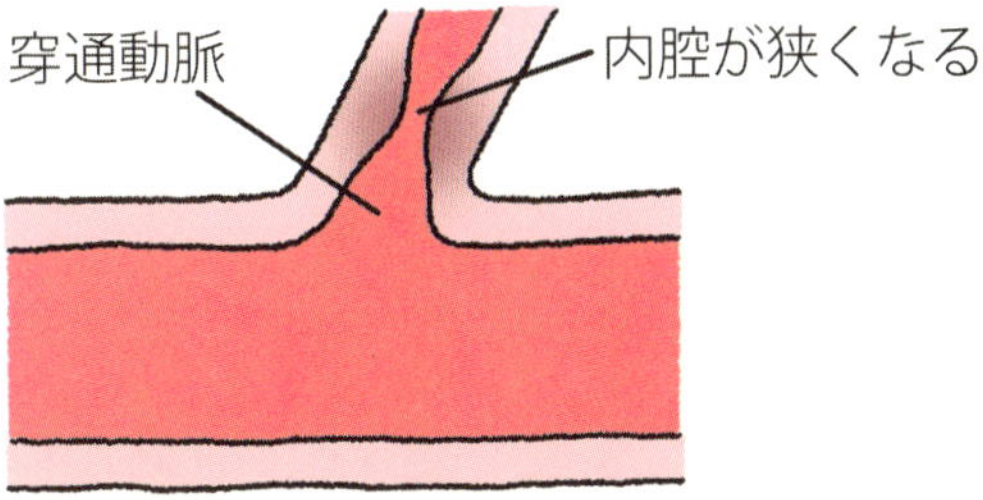

脳の細い動脈（穿通動脈）が、動脈硬化によって血管壁が厚くなり、
血管の内腔が狭くなる。動脈硬化が進むと血栓により
内腔が塞がってしまう。

脳梗塞のタイプ③

「心原性脳塞栓症」とは？

アテローム血栓性脳梗塞とラクナ梗塞は、動脈硬化による血管に起因する脳梗塞ですが、心原性脳塞栓症は心臓の病気によって起こる脳梗塞です。

心臓にできた血栓が血流に乗って運ばれ、脳の血管へ至ります。心臓にできる血栓はサイズが大きく、脳の太い血管を詰まらせるため、広い範囲にわたって脳の組織が障害されます。その結果、急激な発作に見舞われ、脳梗塞のなかでも最も重症化しやすく死亡率も高くなっています。一命を取りとめても重い後遺症が残る場合も少なくありません。

心原性脳塞栓症の3分の2以上は、心房細動（64ページ参照）という不整脈の一種が原因です。心房細動が起こると、心房が細かく震えて収縮がうまくできなくなり、心房内の血流がよどんで血栓ができやすくなります。

心房細動は75歳以上の8人に1人の割合で発症するというデータがあり、社会の高齢化により心原性脳塞栓症が増えています。

●心原性脳塞栓症のしくみ

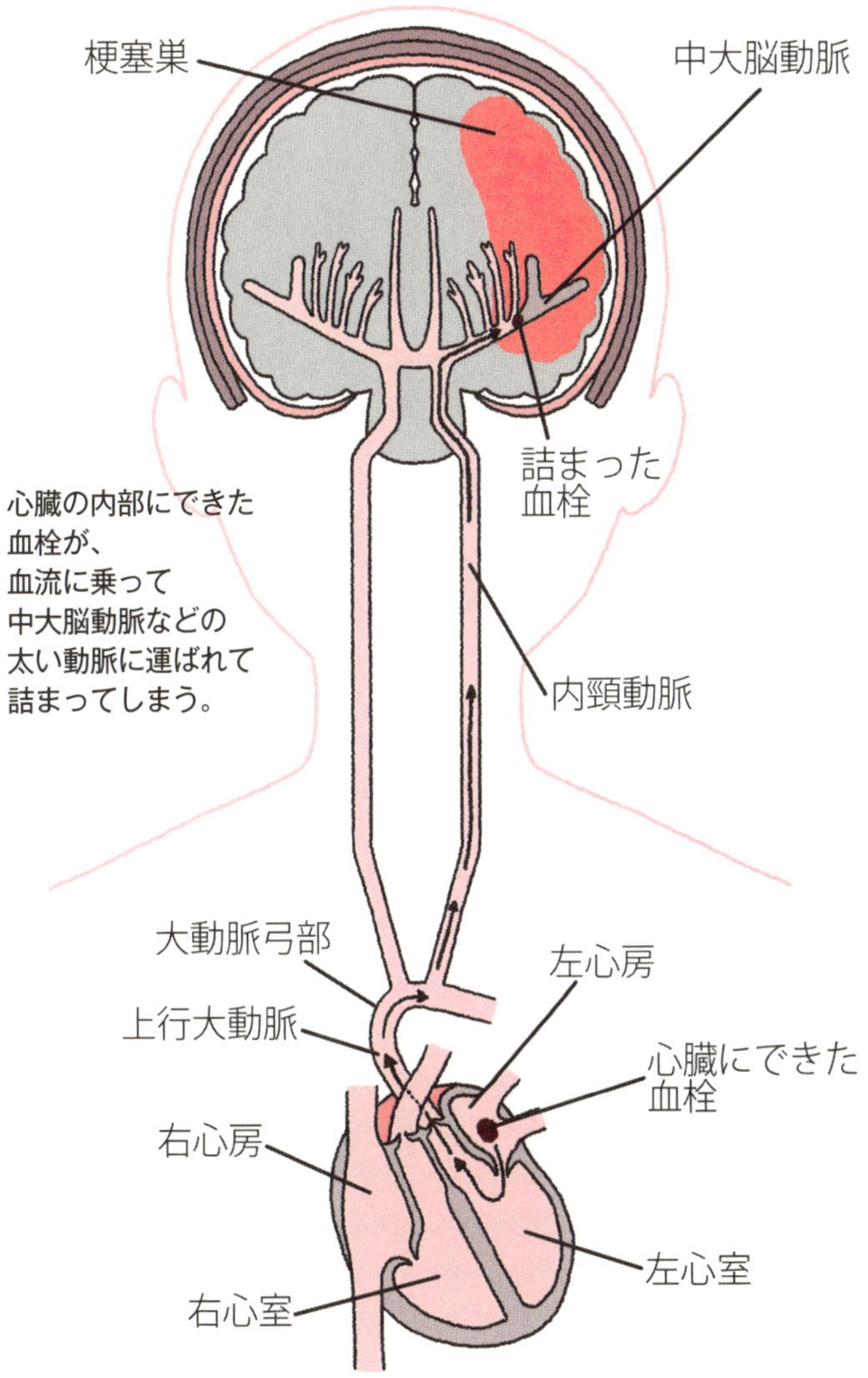

その他の脳卒中①

「脳出血」とは？

脳出血は、動脈硬化によってもろくなった脳の動脈が血圧の上昇などによって突然破れて出血を起こし、脳を障害する病気です。ラクナ梗塞と同じく、脳の太い動脈から枝分かれした穿通動脈という細い動脈に起こります。穿通動脈が詰まった場合はラクナ梗塞、破れた場合は脳出血になるのです。

脳出血が起こると、脳の内部に出血した血液が固まって血腫が生じ、これが脳の組織を圧迫して破壊するため、さまざまな脳の機能が障害されます。症状は出血した部位によって異なりますが、体の片側の麻痺や言語障害が多くみられます。また、頭痛や吐き気が現れることもあります。

脳出血は発症のしくみや部位がラクナ梗塞とほぼ同じで、最大の原因もラクナ梗塞と同じく長年にわたる高血圧です。かつては脳卒中のなかで最も多い病気でしたが、高血圧対策への意識が高まったことで、現在は脳卒中全体の約18％まで減少しています。

●脳出血のしくみ

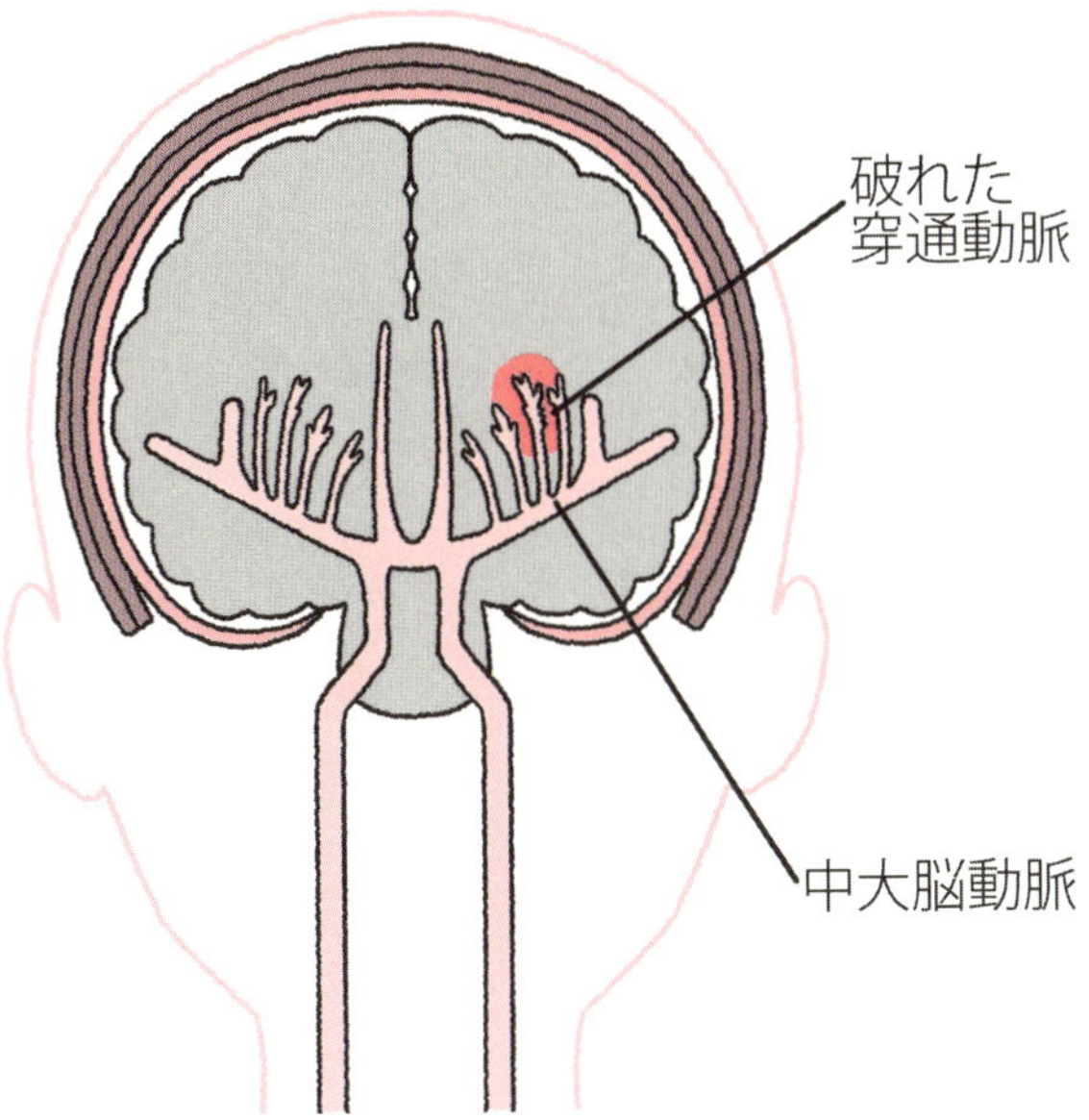

動脈硬化によって動脈の血管がもろくなり、
血管壁が膨らんで薄くなる部位が生じる。
そこに高血圧が加わると、破れて出血してしまう。

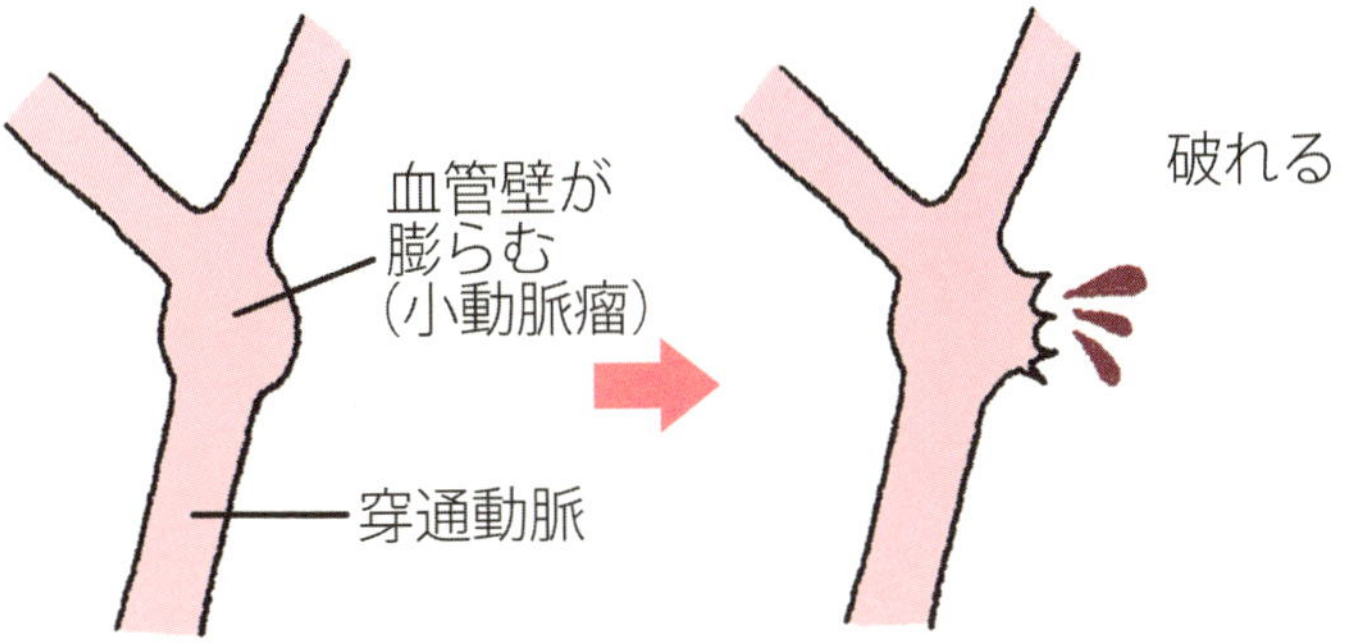

その他の脳卒中②
「くも膜下出血」とは？

左図のように、脳は内側から軟膜、くも膜、硬膜という3つの膜に包まれています。くも膜下出血は、軟膜とくも膜の間にあるくも膜下腔の血管に生じた脳動脈瘤（血管にできたこぶ）が破れて出血する病気です。

くも膜下出血を発症すると、血液が急速にくも膜下腔に広がり脳を圧迫するため、バットで殴られたような突然の激しい頭痛に襲われます。さらに、重篤な意識障害や呼吸障害を起こして命を脅かす危険性もあります。

脳梗塞や脳出血に比べるとくも膜下出血の発症年齢は低く、30歳代の人に起こることもあります。男性より女性に多いのも特徴です。脳卒中全体に占める割合は約7％と最も低いのですが、死亡率は脳卒中のなかでは圧倒的に高く30％以上にもなります。

くも膜下出血を起こす脳動脈瘤の発生は遺伝的要因があると考えられています。くも膜下出血を起こした家族がいる場合は、脳ドックを受診して予防に努めましょう。

●くも膜下出血のしくみ

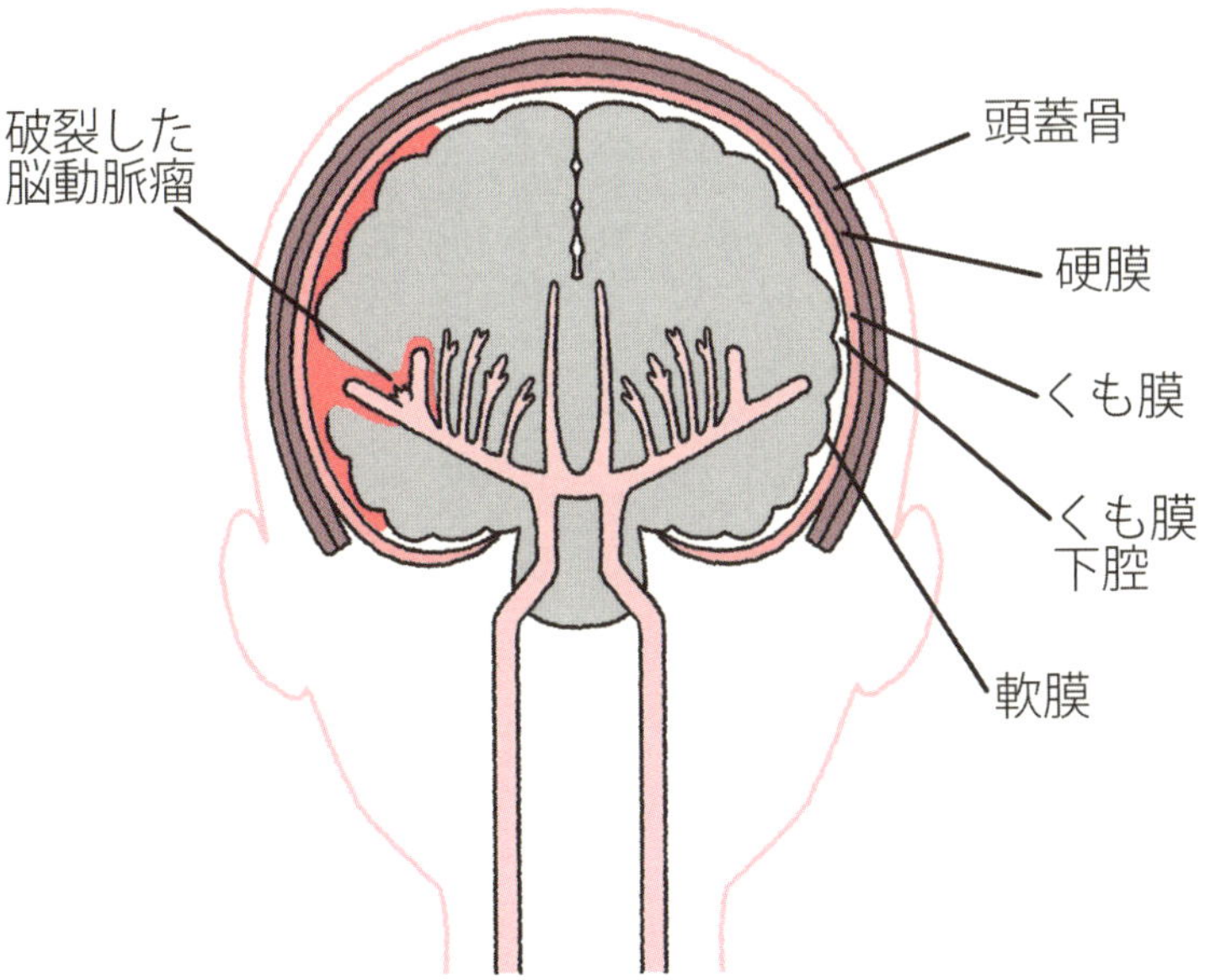

くも膜下腔の血管に脳動脈瘤ができ、何らかの原因で破裂してしまう。
出血した血液がくも膜下腔に急速に広がり脳を圧迫する。

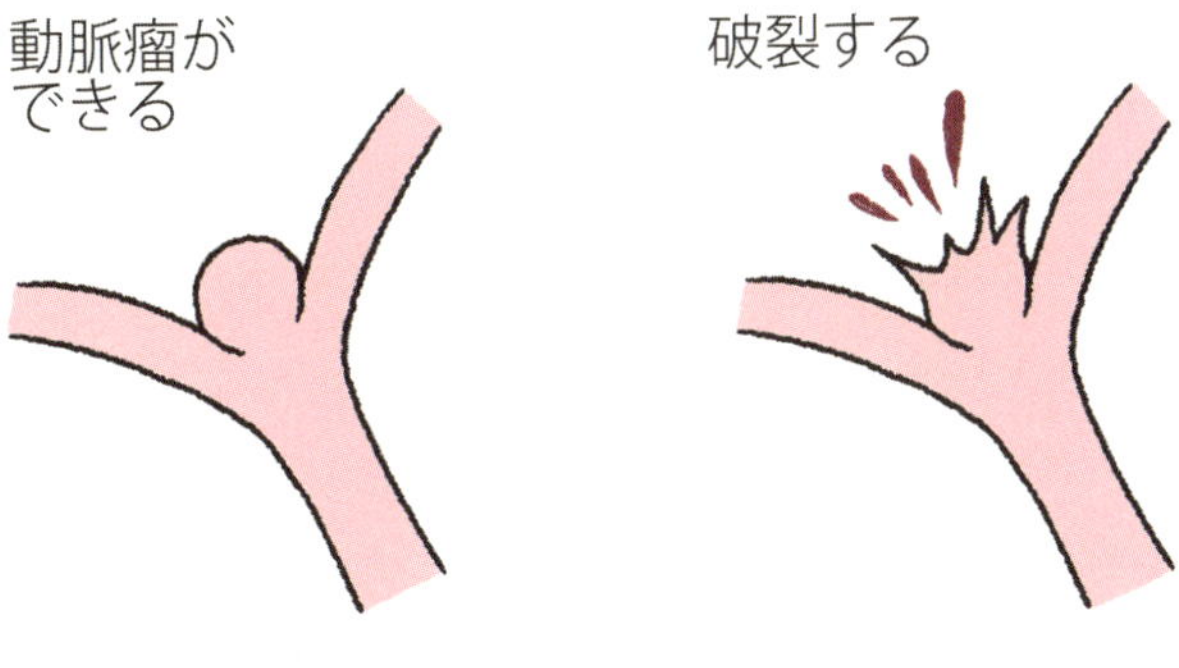

その他の脳血管障害

「一過性脳虚血発作（TIA）」とは？

一時的に脳の血管が詰まることにより、脳梗塞と同じ症状が突然起こり、数分〜数十分、長くても24時間以内に症状が消えてしまうのが、一過性脳虚血発作（TIA）です。

TIAは脳梗塞の前ぶれとして現れますが、特にアテローム血栓性脳梗塞の前兆であることが多いといわれています。脳梗塞との大きな違いは、血栓が自然に溶けて消えてしまい、血流が再開して何事もなかったかのように症状がおさまることです。そのため、「気のせいだろう」、「ちょっと体調が悪いだけだ」と放置してしまうことが少なくありません。

しかし、TIAを起こした人の約30％がその後5年以内に脳梗塞を発症しています。また、脳梗塞を発症した人の20〜30％はTIAを経験しているのです。しかも、TIAの発症直後ほど脳梗塞を発症する危険性が高いのです。

TIAの段階で異変に気づき治療を受ければ、脳梗塞を未然に防ぐことが可能です。30〜31ページのような症状が一時的に現れた場合は、すぐに医療機関を受診してください。

●短時間で消える発作も危険サイン

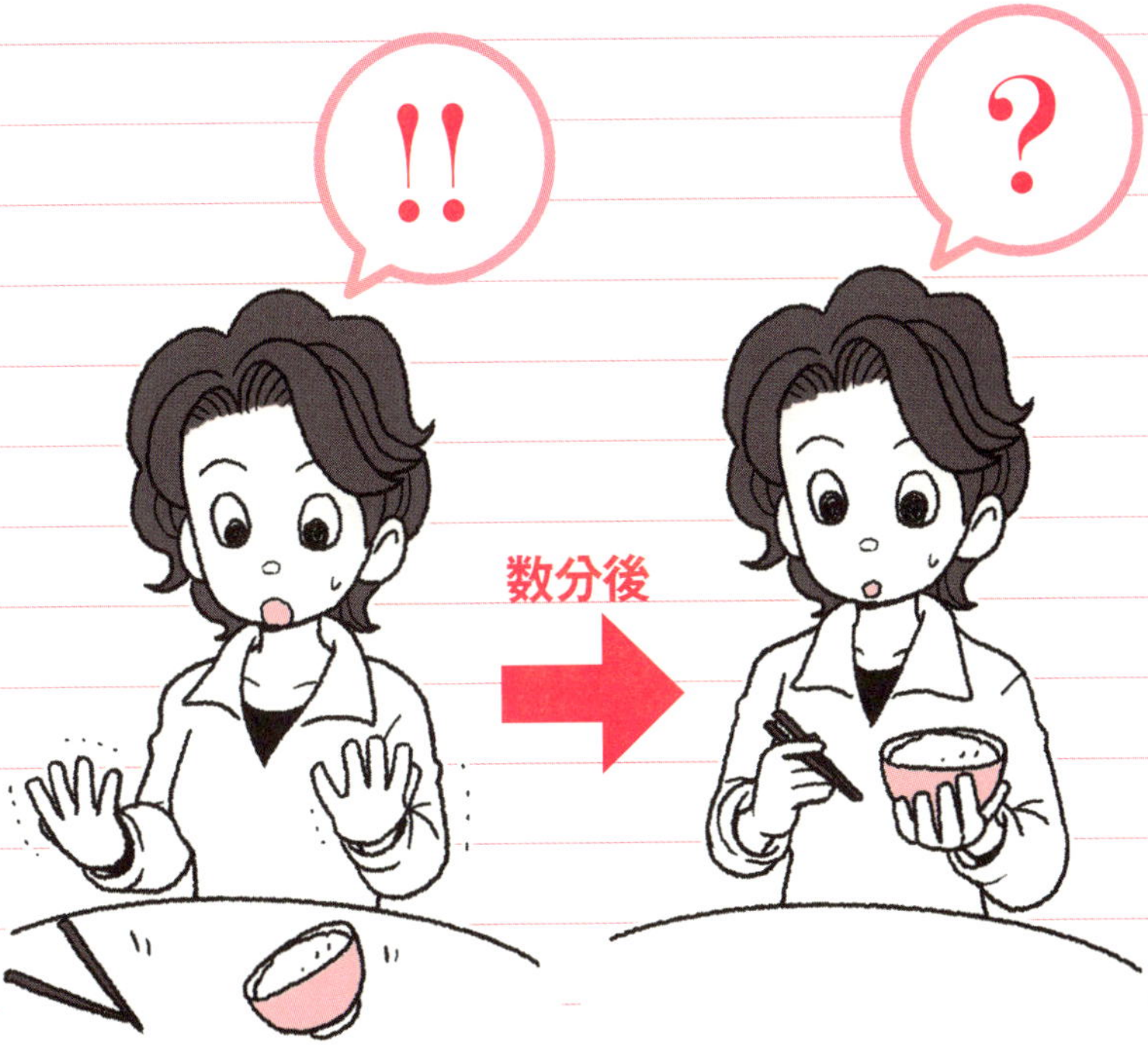

動脈硬化によってできた
血栓が脳の動脈に詰まり、
体の片側の
麻痺や言語障害が起こる。

動脈に詰まった血栓が
自然に溶けて血流が再開し、
何事もなかったかのように
症状が消える。

●TIAの特徴的な症状

脳梗塞が発症して最初にでる
代表的な症状です。
すべての症状が
同時にでるわけではないので、
どれかひとつの症状が現れたら、
脳梗塞を疑ってください。

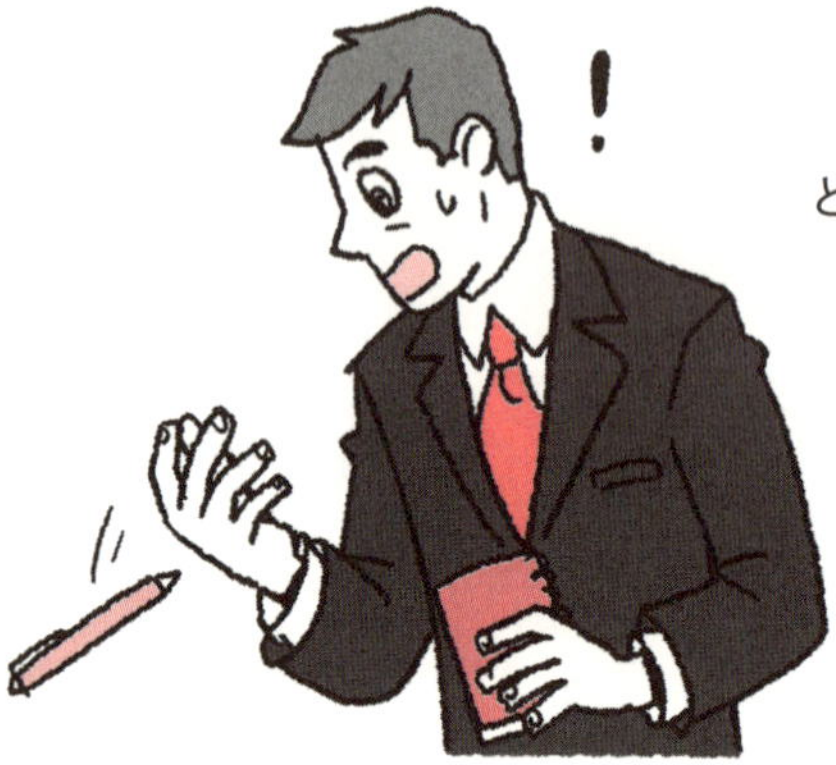

体の片側に麻痺が出る

体の左右どちらか一方の
手や足に麻痺がでて、
物がつかめなくなったり、
急に足が棒のように
動かなくなったりします。

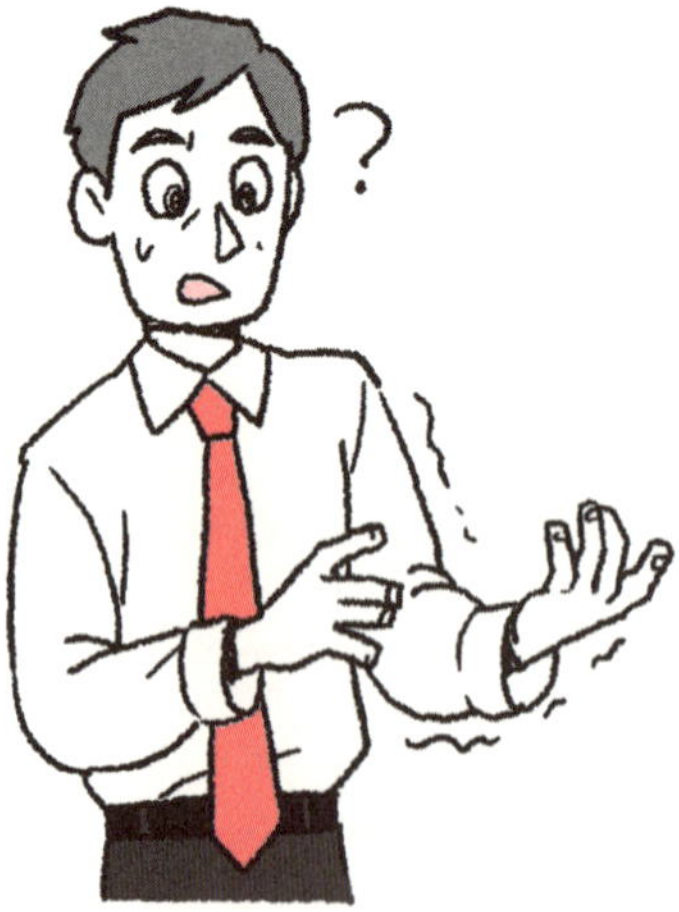

体の片側にしびれがでる

体の左右どちらか一方の
手や足にしびれがでたり、
感覚がなくなったりします。

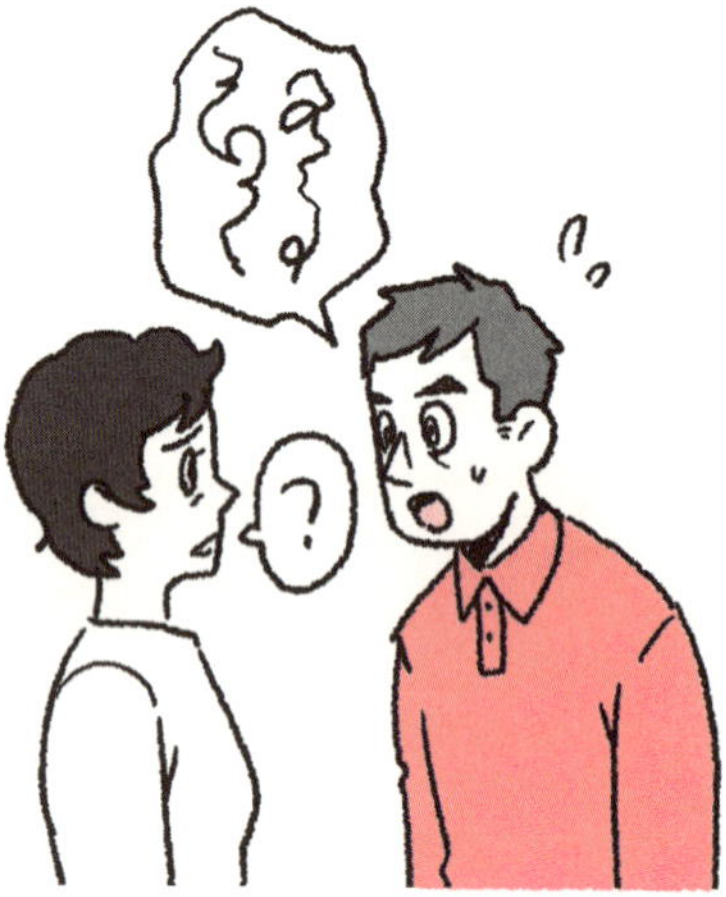

ろれつが回らなくなる

急にろれつが回らなくなったり、
言葉が出てこなくなったり、
相手の話していることが
理解できなくなったりします。

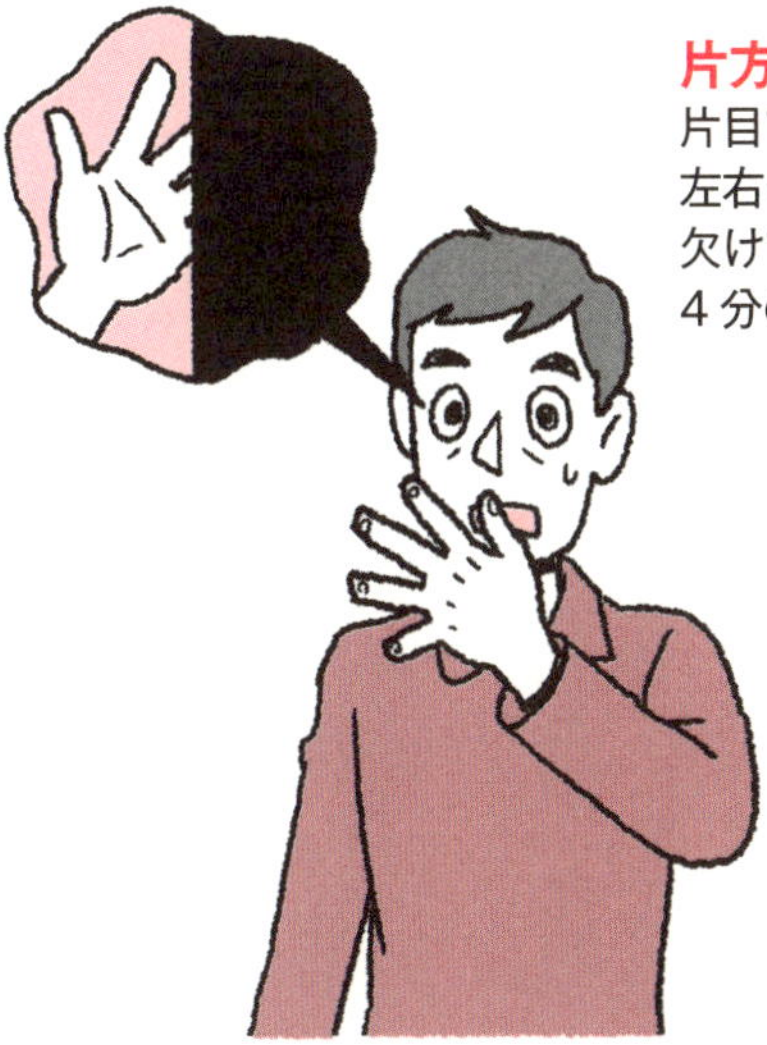

片方の視野が欠ける

片目で見ても、両目で見ても、
左右どちらか半分の視野が
欠けてしまいます。
４分の１だけ欠ける場合もあります。

激しいめまいやふらつきに襲われる

激しいめまいに襲われ
立っていられなくなります。
グルグル回る回転性めまいと
フラフラ揺れるような
浮動性めまいがあります。

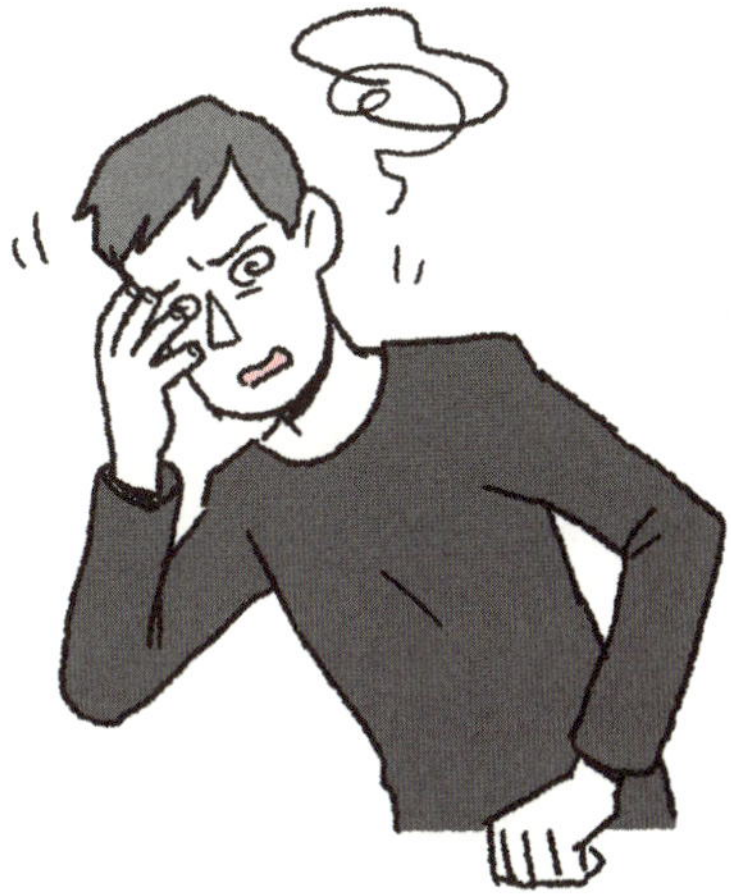

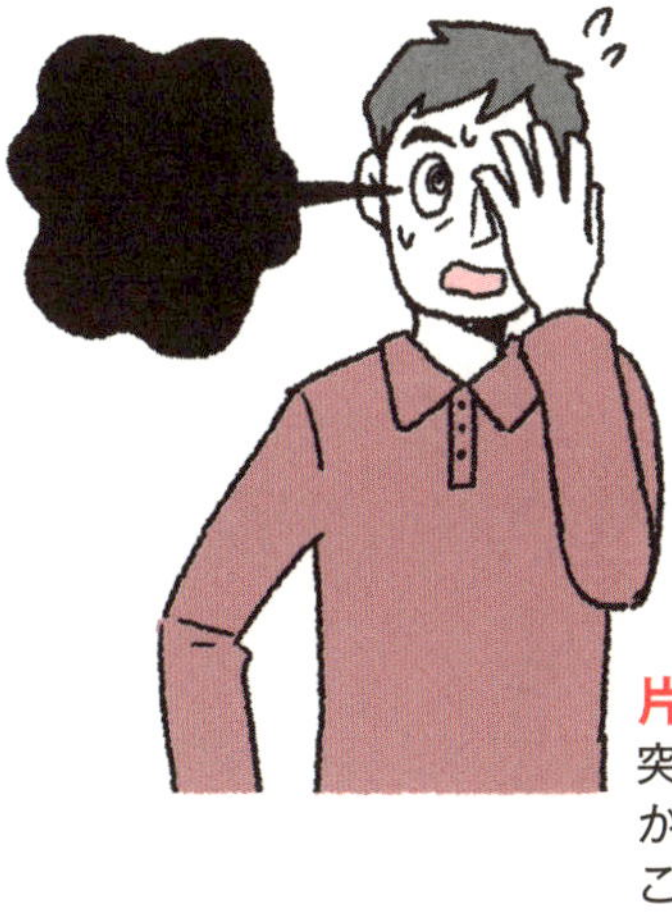

片方の目が見えにくくなる

突然、片方の目が見えなくなったり、
かすんで見えにくくなったりします。
これを一過性黒内障といいます。

脳梗塞のリスク①
死亡または身体障害の原因第1位！

脳卒中の最大のリスクは、生命と健康であることはいうまでもありません。

脳卒中の死亡率と発症率は、治療と予防の進歩により、少しずつ減少しつつあるにもかかわらず、脳卒中の有病率（患者総数）と受療率（受診患者数）はむしろ増え続けています。脳卒中は、「日本人の死亡または身体障害の原因」としては第1位なのです。

かつて、脳卒中のなかで最も多かった脳出血は激減しました。脳出血の最大の危険因子である高血圧への危機意識が世の中に浸透し、降圧剤治療や減塩食などによる予防対策が十分にとられるようになったからです。

これに対し、脳梗塞が増え続けていることは深刻な問題です。

食生活の欧米化による糖尿病や脂質異常症、肥満やメタボなど、脳梗塞の危険因子はむしろ増加しています。こうした状況を踏まえ、命と身体を守るために脳梗塞を予防しなければなりません。

●脳卒中の受療率の推移

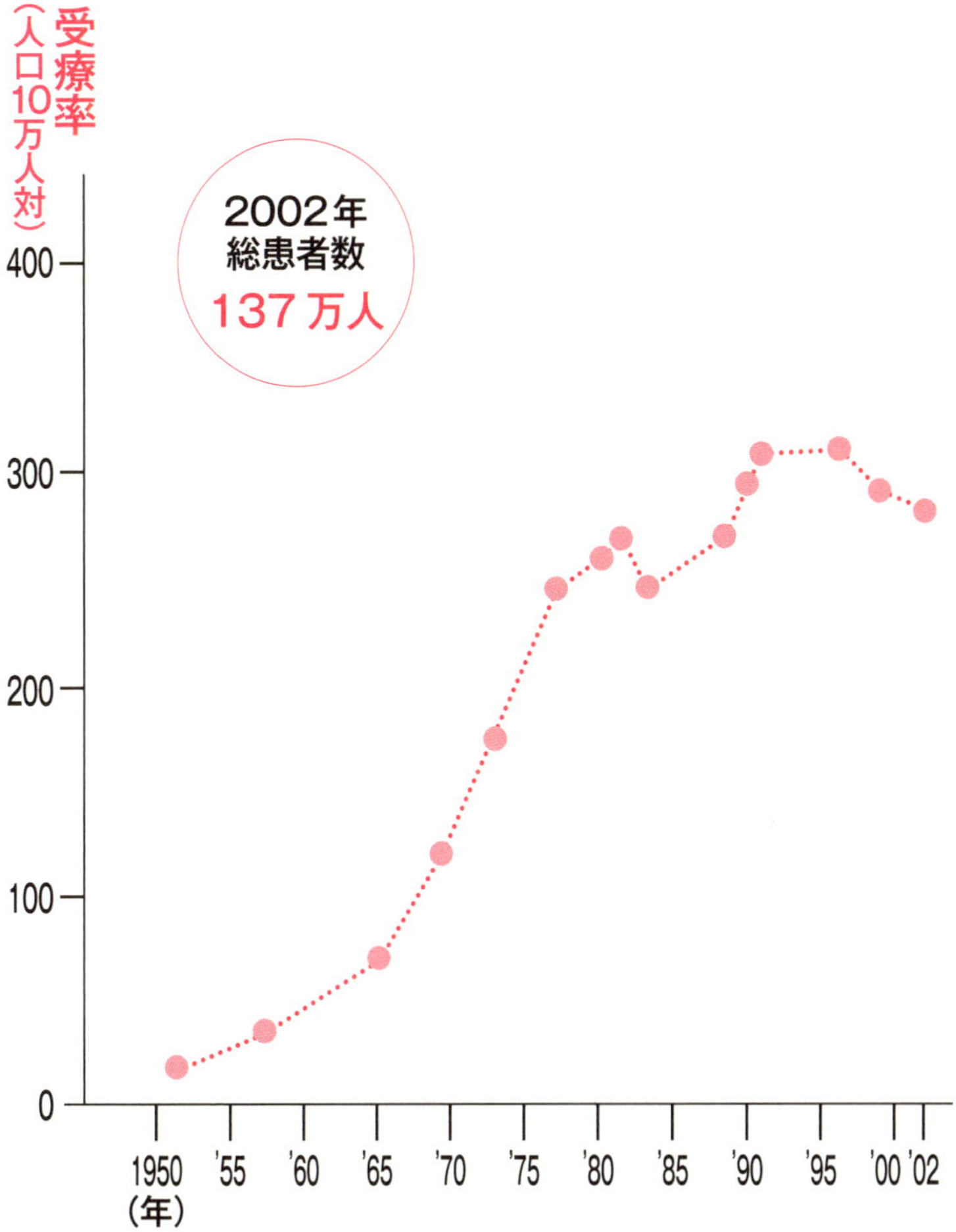

受療率とは、ある特定の１日に疾病治療のために入院あるいは通院、往診を受けた患者数と人口10万人との比率をいいます。

参考資料：厚生労働省「平成14年患者調査」

脳梗塞のリスク②

後遺症による寝たきりの原因第1位！

脳梗塞（脳卒中）のさまざまな症状は、脳の血管障害により神経細胞の一部が壊死することで起こります。一度壊死した神経細胞は再生しないため、日常生活に支障をきたす「後遺症」が残るリスクは非常に高くなります。

後遺症として残る症状は、体の片側の麻痺（片麻痺）や感覚障害、言語障害などさまざまです。最も多いのは顔、腕、足などの動きが悪くなる片麻痺です。

最近では急性期治療（１９４ページ）の進歩により後遺症があまり残らないケースも増えてはいますが、何らかの障害を抱えて生活している人はとても多く、症状によっては介助が必要になったり、「寝たきり」になるケースも少なくありません。

死亡率こそガンの3分の1ですが、寝たきりや介護医療の対象となる患者の約4割は脳卒中によるものとされ、寝たきりの原因としては圧倒的な第1位です。脳梗塞は、命をとりとめたとしても「健康寿命」を短くしてしまう最大の病気といえるでしょう。

●要介護者が介護を受けることになった原因

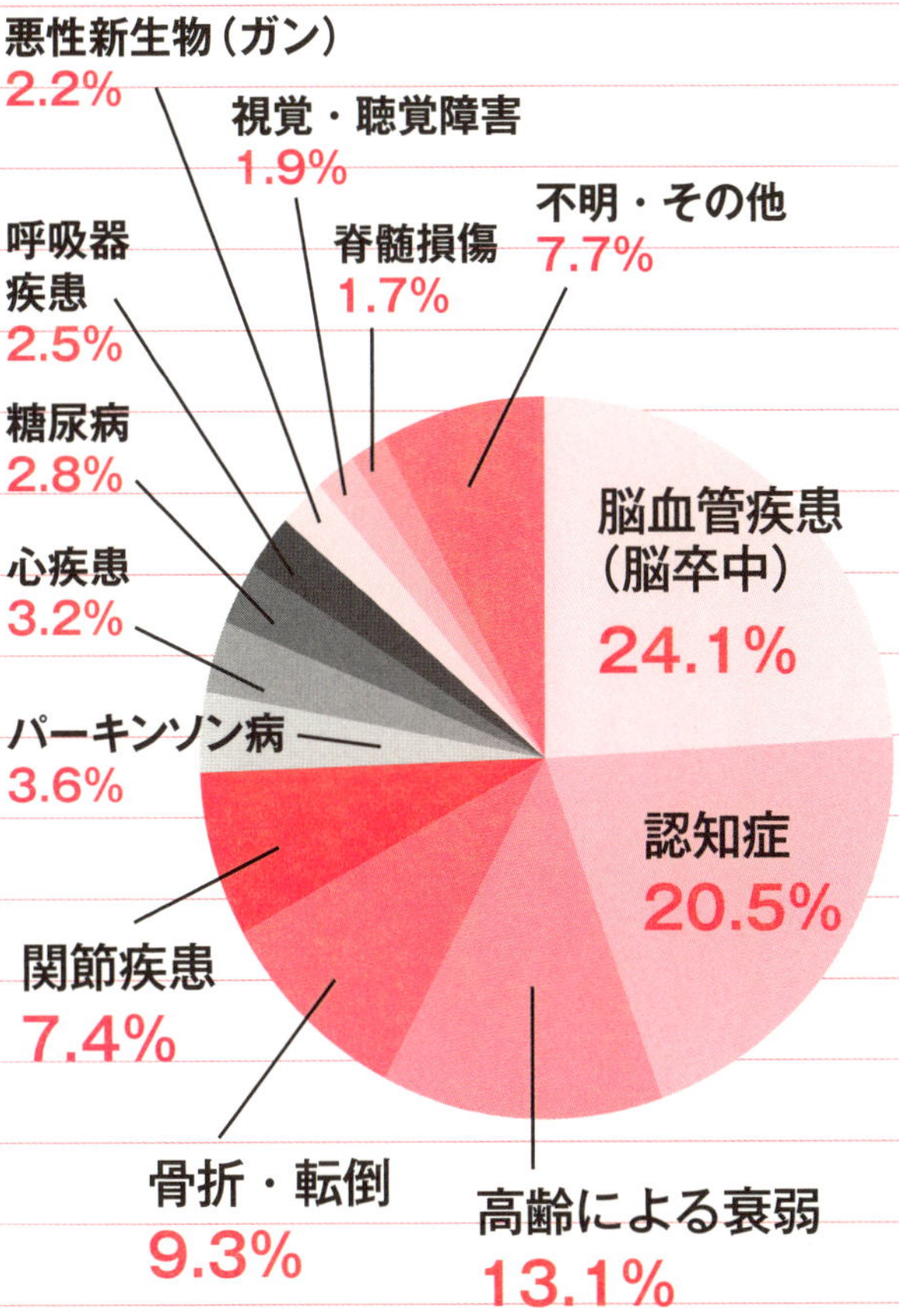

参考資料：厚生労働省『平成22年 国民生活基礎調査の概況』

脳梗塞のリスク③

再発率が高く重症化の恐れも

日本人の一般住民を対象とした32年間の追跡調査（左表）によると、初めて脳梗塞を発症した人の10％が1年以内に再発していたことが分かりました。なかでも心原性脳塞栓症の再発率が高く、約20％にものぼります。10人のうち2人がわずか1年以内に再発しているのです。また10年間では、脳梗塞全体で約50％、心原性脳塞栓症では75％も再発するといわれています。

再発の怖さは、初めて発症したときより重症化する危険性が高いことにもあります。脳梗塞が再発して梗塞した部位が広がると脳の障害も広範囲に及び、症状がより重症になりやすいのです。例えば片麻痺が重度になったり、体の両側で麻痺が起きたり、認知症の症状が現れることもあります。

このようなリスクを回避するためには、薬物療法と危険因子の徹底管理が必要となります。患者自身だけでなく家族もそのことを理解して再発予防に取り組む必要があります。

●脳卒中の累積再発率（%）

	1年	5年	10年
脳梗塞	10.0	34.1	49.7
脳出血	25.6	34.9	55.6
くも膜下出血	32.5	55.0	70.0

●脳梗塞の病型別累積再発率（%）

	1年	5年	10年
ラクナ梗塞	7.2	30.4	46.8
アテローム血栓性梗塞	14.8	42.0	46.9
心原性脳塞栓症	19.6	42.2	75.2

参考資料：久山町研究 2005年

脳梗塞のリスク④
家族の負担が大きい

脳梗塞による後遺症が残り、身の回りのことを自分でできなくなった場合は介助が必要となります。多くの場合は家族がその役割を担いますが、介護者にはさまざまな負担がかかります。

介護にとられる時間は、発症後1年の時点で週平均19時間との報告があり、身体的な負担が大きくのしかかります。介護者の多くは仕事など従来通りの社会生活を続けることが困難になり、それにより心理的な負担を強いられます。

経済的な負担も避けては通れません。医療費や介護サービス費用が長期にわたってかかる直接的な経済負担はもちろんのこと、患者さんの社会復帰には時間がかかることが多いため、収入が減ったり途絶えたりする間接的な経済負担も発生します。

また、精神的な負担から家族がうつ病を発症することも少なくありません。

このような家族の負担を減らすためにも、脳梗塞の予防には大きな意義があるのです。

●脳卒中が家計におよぼす経済的な負担

直接的な経済負担

- 入院費用
- 外来通院費用
- 病院などでの治療にかかる費用
- 病院などでのリハビリにかかる費用
- 介護サービスなどにかかる費用

＋

間接的な経済負担

- 健康を害したことによる収入減
- 家族や親類の経済的な負担

医療費やリハビリ、介護などにかかる
直接的な支出のほか、
働けなくなった期間の収入の減少、
家族などが受けた間接的な経済負担も加えると
経済的な負担は非常に大きなものとなります。

どんな人がかかりやすい？脳梗塞に

脳梗塞を脳の病気と勘違いしている人が多いですが、ここまで説明してきたように、脳梗塞のほとんどは脳の血管に起こる「動脈硬化」が原因です。

したがって、動脈硬化を促進させる病気や生活習慣を持つ人が、脳梗塞を起こす危険度が高い人ということができます。

最も危険なのは、「高血圧」、「糖尿病」、「脂質異常症」などの生活習慣病がある人です。これに「肥満（メタボリックシンドローム）」や「慢性腎臓病（ＣＫＤ）」が加わると、さらに脳梗塞の危険度がアップします。

また、現代人の生活習慣にも多くの危険因子が存在していますが、「運動不足」、「喫煙」、「多量の飲酒」に当てはまる人は要注意です。特に喫煙は、すべてのタイプの脳梗塞のリスクを高めます。

これらの危険因子がひとつでもある人は、第２章を参考に改善に取り組んでください。

●脳梗塞にかかりやすい人

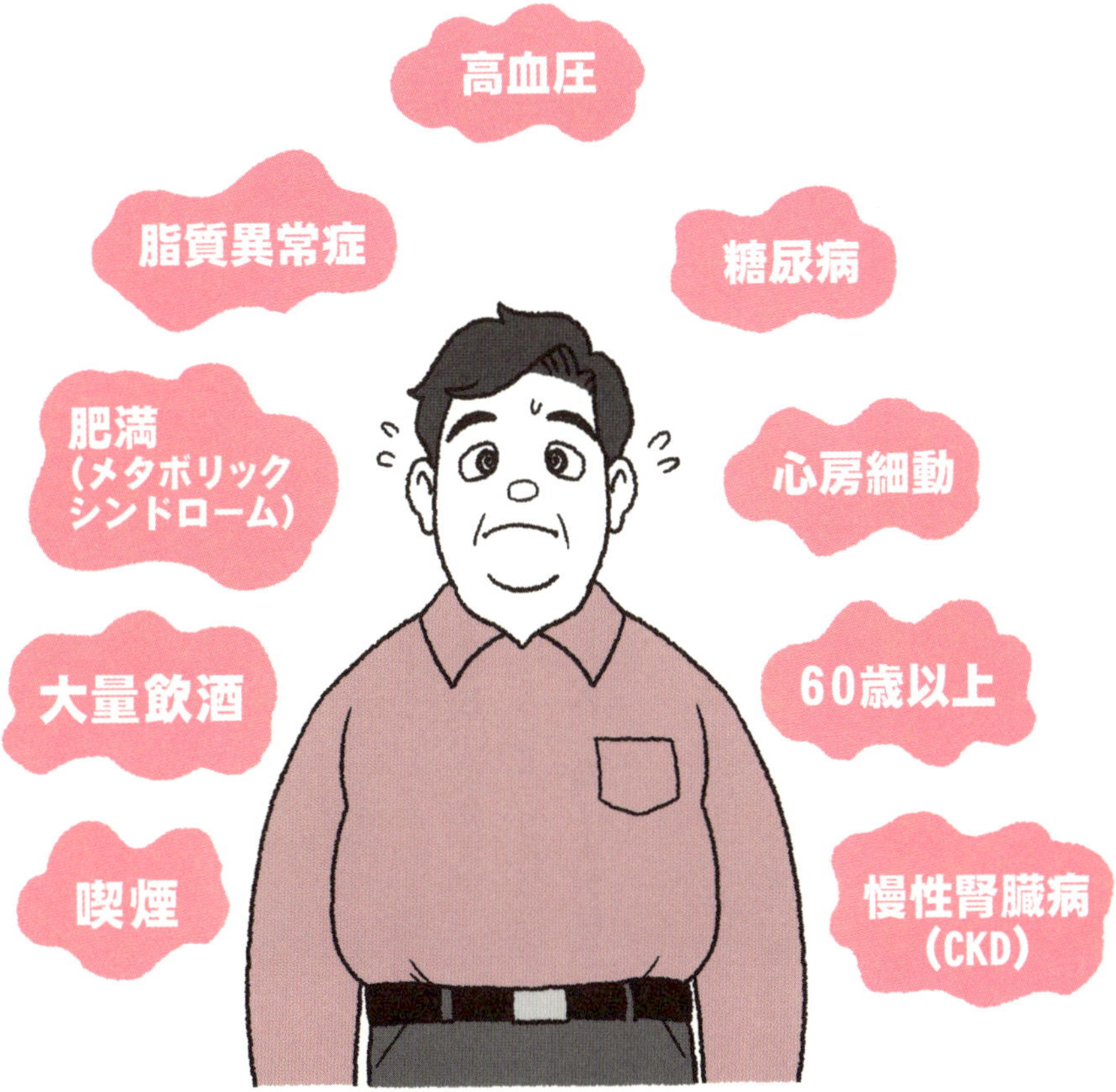
高血圧
脂質異常症
糖尿病
肥満（メタボリックシンドローム）
心房細動
大量飲酒
60歳以上
喫煙
慢性腎臓病（CKD）

年齢を重ねると悪しき生活習慣の積み重ねにより
体は悲鳴をあげはじめます。
脂質異常症や高血圧、
心房細動、糖尿病等々、
さまざまな生活習慣病が顕在化し、脳梗塞への危険度がアップします。
それらの危険因子を少しでも遠ざけるために、塩分や脂肪を制限し、
禁煙はもちろんのこと、過度の飲酒もやめましょう。

梗塞が起こる部位によって症状が異なる

人間の脳は、手足の運動や感覚、言葉を聞いて理解する、物を見て認識する、言葉を話すといった全身をコントロールする働きをしているため、脳梗塞によってダメージを受けると、障害された部位によってさまざまな症状が現れます。

また、脳梗塞では体の片側だけに症状がでることも特徴のひとつです。左図のように人間の運動神経は延髄で左右に交差しているため、脳梗塞が起こった部位とは反対側に症状が現れるのです。

例えば、梗塞が脳の左半球で起こった場合は、右手と右足の麻痺やしびれが起こります。右半球で起こった場合は、同様の症状が左半身に生じます。両側に症状がでることは脳幹梗塞を除いてありません。

このほか失語や失認など、同じ脳梗塞でもどの部位に障害が生じたかによって現れる症状がまったく異なることを覚えておいてください。より詳しい症状は第5章で解説します。

●脳梗塞の発生部位と反対側に麻痺が現れる理由

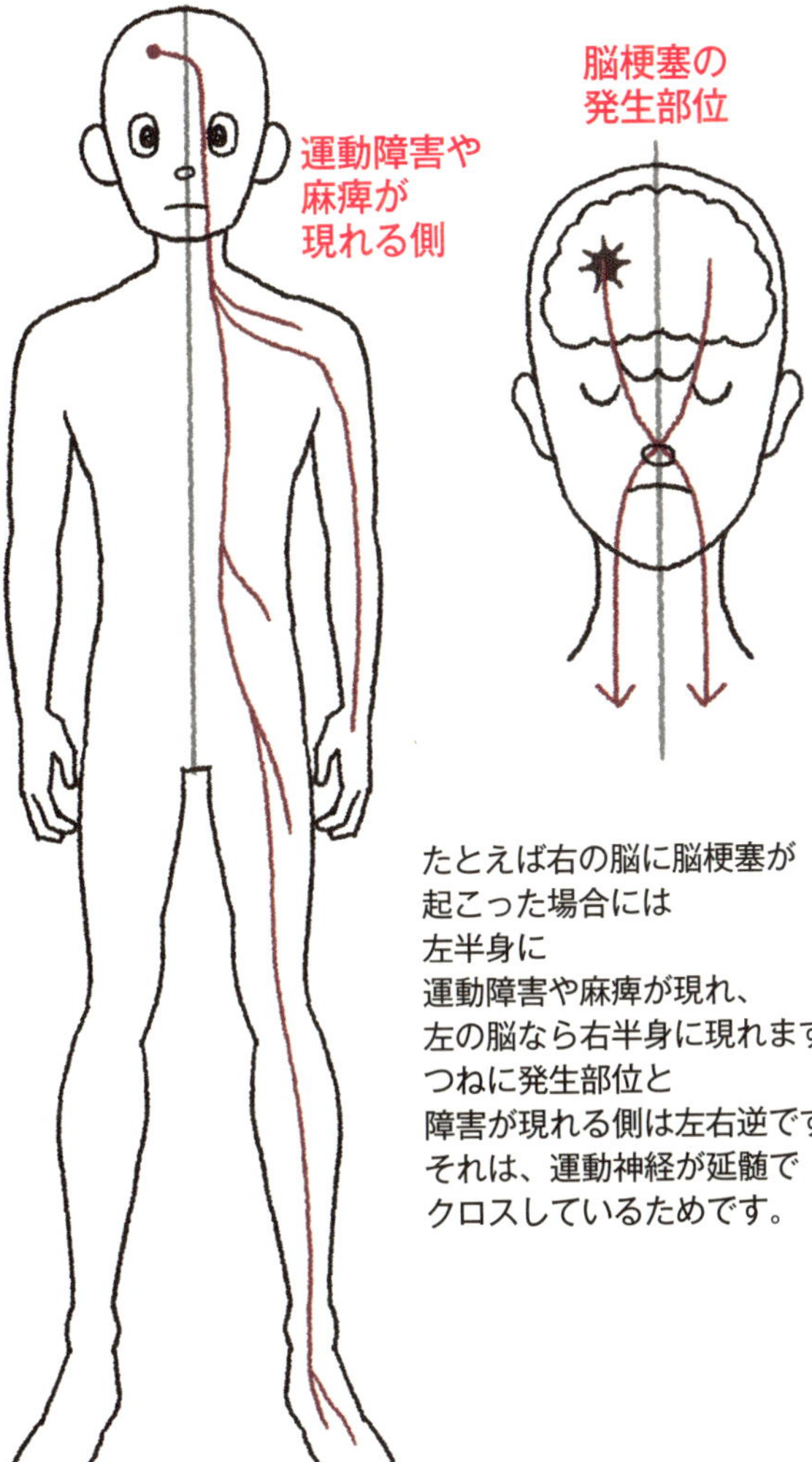

たとえば右の脳に脳梗塞が
起こった場合には
左半身に
運動障害や麻痺が現れ、
左の脳なら右半身に現れます。
つねに発生部位と
障害が現れる側は左右逆です。
それは、運動神経が延髄で
クロスしているためです。

働き盛りの人も注意「若年性脳梗塞」が増えている！

「脳梗塞は高齢者の病気」と思っている人も多いかもしれません。しかしそれは間違いです。まだ若い歌手やアナウンサーが相次いで脳梗塞を発症してニュースにもなりましたが、近年では発症の低年齢化が進んでいるのです。

その原因が、日頃の好ましくない食生活や運動不足、ストレス、喫煙などによる高血圧、糖尿病、脂質異常症といった生活習慣病の低年齢化です。まさにこれらは脳梗塞の危険因子でもあるため、「生活習慣病の低年齢化＝脳梗塞の低年齢化」となるのです。

30代や40代という若い年代に発症する脳梗塞を、一般に「若年性脳梗塞」と呼びます。何歳までが若年性という基準はありませんが、発症年齢が若ければ若いほど、その後の障害の影響は長期にわたって続くわけですから社会的・経済的負担も大きくなります。

脳梗塞はもはやお年寄りだけの病気ではありません。若いうちから予防の意識を持って、食事や生活習慣の改善に努めてほしいものです。

●脳梗塞はもはや
お年寄りだけのものではない

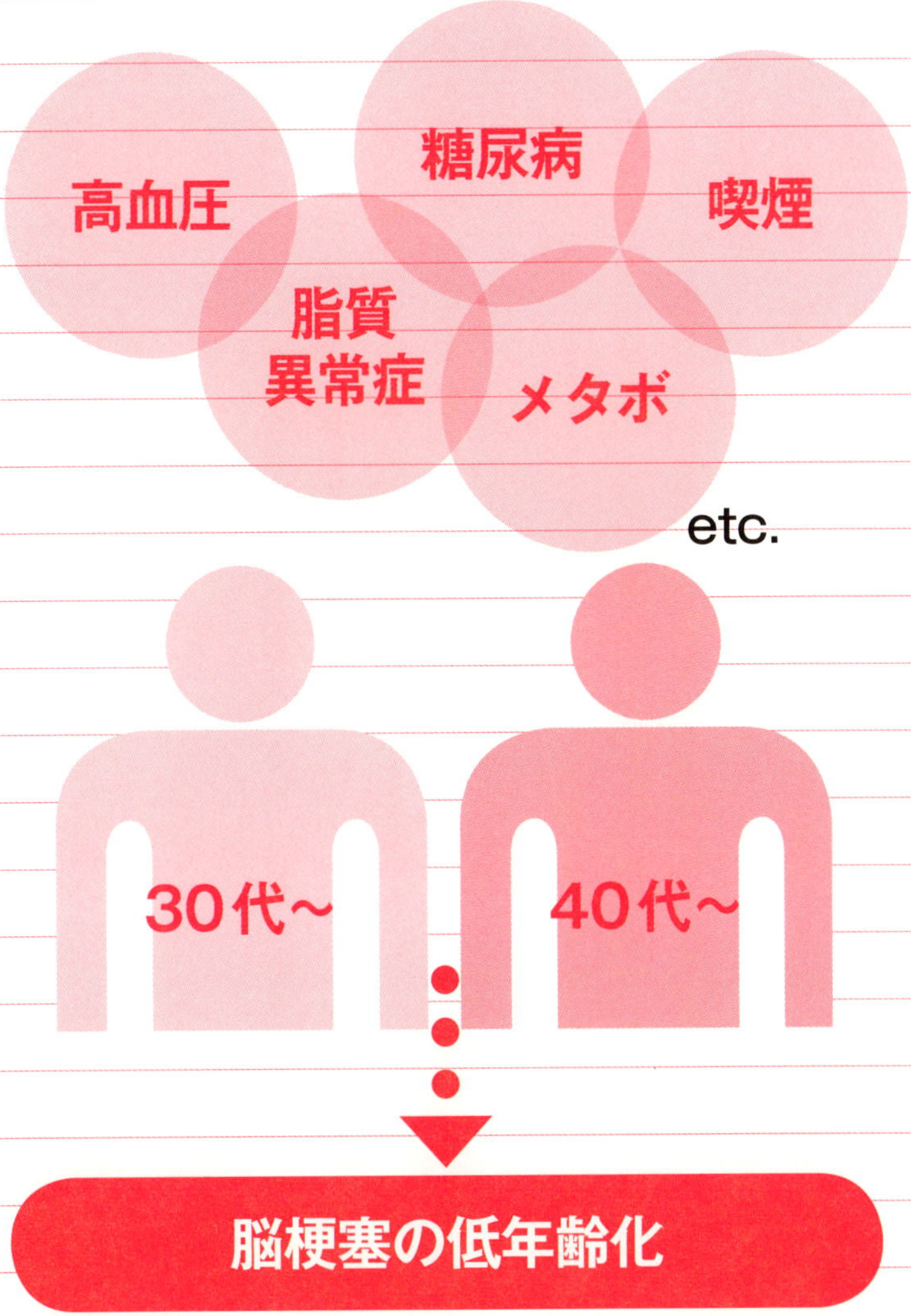

テレビなどで話題の「隠れ脳梗塞」とは？

テレビの医療バラエティ番組などで「隠れ脳梗塞」という言葉が取りざたされています。

隠れ脳梗塞の正式な病名は「無症候性脳梗塞」といって、脳卒中の症状が現れていないにもかかわらず、検査によって発見される脳梗塞のことです。たいていの場合、ラクナ梗塞と同様に脳の奥深い部位に小さな梗塞が生じていて、それがたまたま神経症状を起こさない部位（サイレントゾーン）だったという状態です。

脳梗塞は脳卒中のひとつと書きましたが、卒中とは急激に症状がでることを意味しているので、無症候性脳梗塞は脳卒中ではありません。脳梗塞と聞くだけでショックを受けてしまいそうですが、症状がでているか否かで危険度や深刻度は大きく異なります。

ただ、脳卒中ではなくとも脳に梗塞が起きているのですから将来的に脳卒中を起こす可能性は高いといえます。隠れ脳梗塞が見つかったことを幸運ととらえ、この段階から生活習慣の改善や投薬など、発症の予防に取り組むことがとても重要です。

●無症候性脳梗塞（隠れ脳梗塞）が見つかった場合の対処法

生活習慣の改善

＋

危険因子の治療

半年～1年に1回の検査

脳卒中の発症を防ぐために、
高血圧や糖尿病、脂質異常症などの管理を行い、
定期的に検査を受ける必要があります。

コラム

脳卒中と間違われやすい病気

脳卒中（脳梗塞）を発症した場合は一刻も早い治療が必要です。ただし、脳卒中とよく似た症状が現れる病気もあります。きちんと検査を受けて原因を突き止めることが大切です。

●**脳腫瘍**……脳にできた腫瘍が大きくなる病気です。腫瘍が脳を圧迫するため脳卒中と似た症状が現れますが、脳卒中と異なり症状は急激には起こりません。ゆっくり発症し、徐々に進行します。

●**慢性硬膜下血腫**……頭をぶつけるなどの外傷により脳の硬膜の血管が破れ、脳と硬膜の間に血液がたまる病気です。脳腫瘍と同様、徐々に症状がでます。

●**てんかん**……神経細胞が異常に興奮した状態になり、手足に痙攣が起こります。発作時の脳波を調べることで診断がつきます。

●**アダムス・ストークス症候群**……房室ブロックや洞不全症候群などの不整脈が原因でめまいや失神が起こります。心電図検査で診断できます。

●**起立性低血圧**……立ち上がったときに一時的に血圧が下がり、めまいや立ちくらみが起きます。

●**良性発作性頭位めまい**……突然激しい回転性めまいが起こり、頭部や姿勢の変化によりめまいが誘発されます。脳の病気ではなく内耳の病気です。手足の症状や言語障害を伴うことはありません。

●**一過性全健忘**……数時間の間、突然すべての記憶がなくなってしまいますが、回復後は何事もなく正常化します。ただし、その間の記憶は戻りません。通常は二度と再発することはありません。原因はよく分かっていません。

●**頸椎症**……頸椎の変形や椎間板の変性が原因で手のしびれが起こります。両手がしびれることもありますが、身体の半身がしびれることはありません。

●**多発性硬化症**……運動麻痺やしびれが起こるので脳卒中と鑑別が困難な場合がありますが、若年から中年の女性に多く、症状がよくなったり悪くなったりを繰り返します。

第2章

脳梗塞の危険因子を改善する

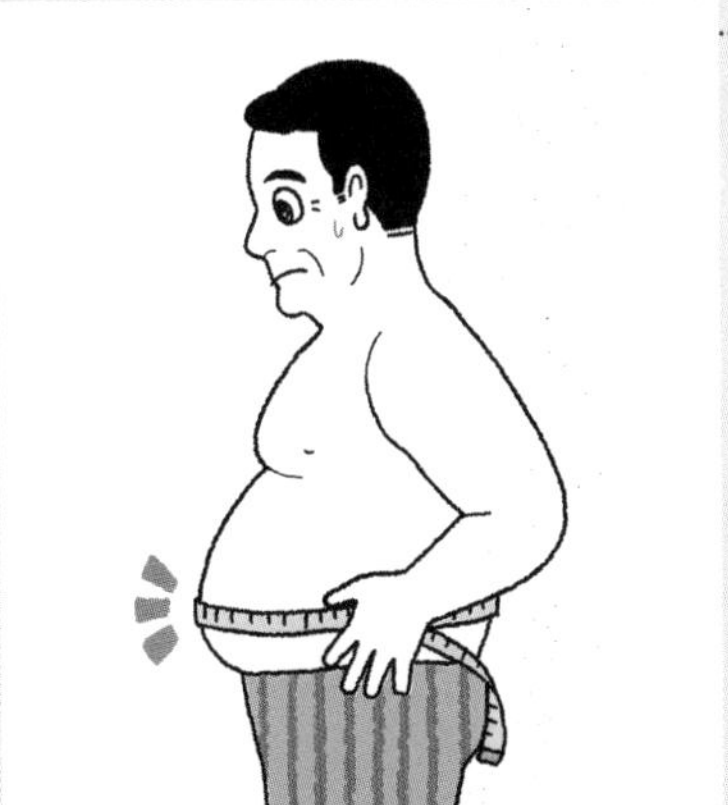

危険因子の管理で脳梗塞の8割以上は防げる！

第1章では、脳梗塞が発症するしくみや、脳梗塞がもたらすリスクを解説しました。なぜ脳梗塞を予防する必要があるのかを、理解いただけたかと思います。

脳梗塞を引き起こす危険因子は、高血圧、糖尿病、脂質異常症、心房細動、喫煙などさまざまです。こうした危険因子をたくさん持っている人ほど、脳梗塞を発症する危険性は必然的に高くなります。例えば、糖尿病の人はそうでない人に比べて脳梗塞の発症率が2～3倍にもなるという報告もあります。

しかし、危険因子のほとんどは食生活や運動といった普段の生活習慣と密接にかかわっているため、日常生活をしっかり見直し、すべての危険因子を厳格に管理できれば、脳梗塞の8割以上は予防できると考えられています。

ここからの第2章では、脳梗塞を予防するために、まずは何が脳梗塞の危険因子になっているのかをよく理解し、その危険因子の改善について解説していきます。

●脳梗塞の危険因子チェックリスト

□ 高血圧である →
高血圧の予防と治療（P.52-55）、
食事の改善（P.130-133）

□ 糖尿病である →
糖尿病の予防と治療（P.56-59）、
食事の改善（P.134-137）

□ 脂質異常症である →
脂質異常症の予防と治療（P.60-63）、
食事の改善（P.138-141）

□ 心房細動である → **心房細動の予防と治療**（P.64-67）

□ タバコを吸う →
禁煙する（P.68、P.84-87）

□ お酒をたくさん飲む →
節酒する（P.70、P.82）

□ 肥満（メタボリックシンドローム）である →
減量する（P.72、P.124）

□ 運動不足である → **運動する**（P.88-101）

危険因子①

「高血圧」は最大のリスク！

高血圧は、脳卒中の最大の危険因子です。

高血圧の状態が長年続くと、アテローム血栓性脳梗塞やラクナ梗塞が起こりやすくなります。また、高血圧による心臓への負担が心房細動の原因になることもあり、心原性脳塞栓症とも無関係ではありません。さらに、血管に負担がかかり続けることで、脳出血やくも膜下出血のリスクも高めます。

左のグラフは、60歳以上の男女５８０人を追跡した久山町研究の調査結果ですが、これを見ると、血圧が高くなるにつれ脳卒中の発症率が格段に上昇することが明確に示されています。

特に、収縮期血圧（上の血圧）が１４０㎜Hgを超えると、脳梗塞を起こしやすくなります。ある調査では、収縮期血圧が10㎜Hg程度低下することによって、脳卒中の発症率が30％減少するという結果が出ています。

●平常時の血圧帯別脳卒中発症率

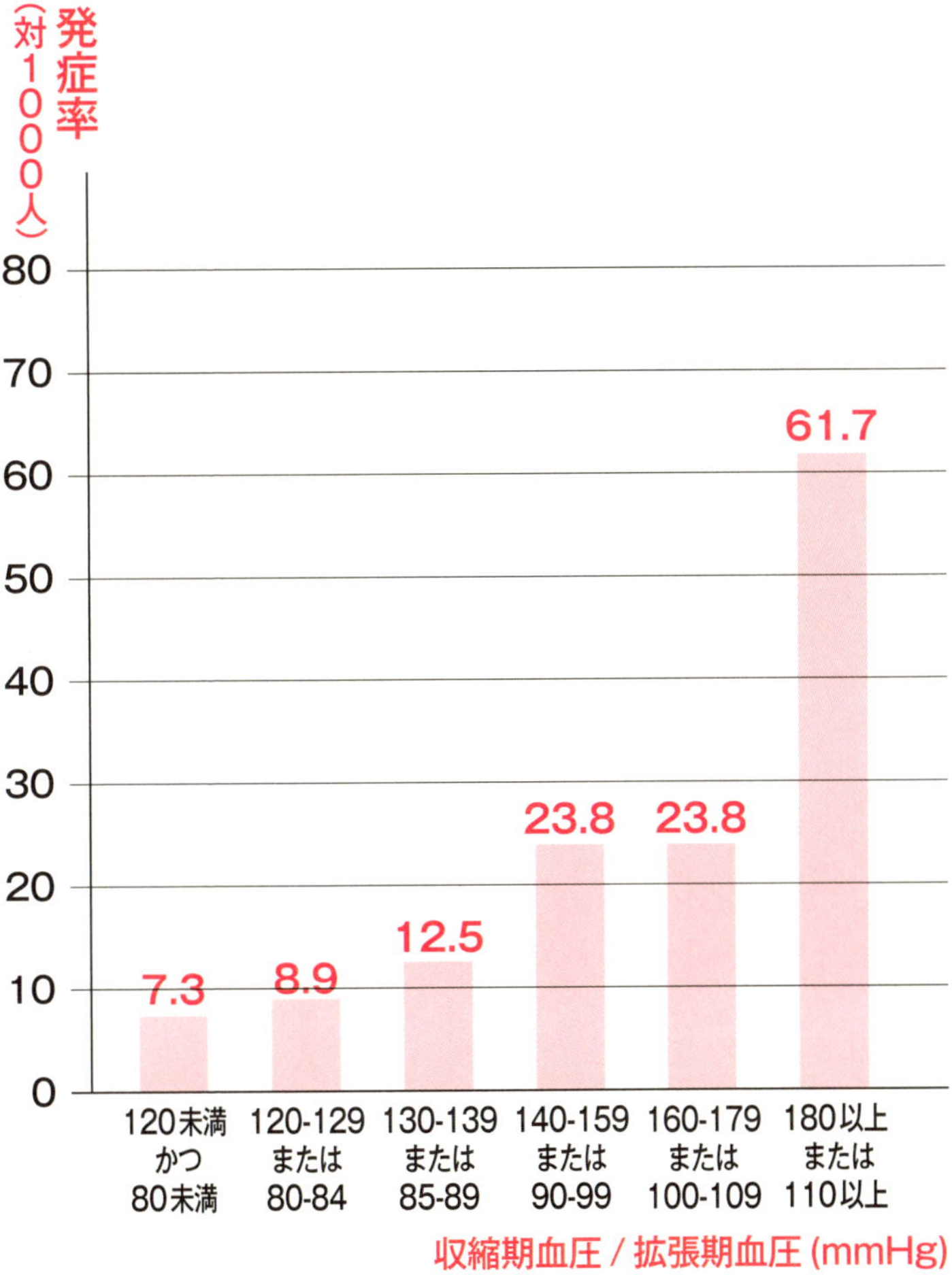

参考資料：JAMA Internal Medicine『Arch Intern Med』2003年3号（通巻163巻）

危険因子①

「高血圧」の予防と治療

高血圧の予防と治療の基本は、生活習慣の改善にほかなりません。特に重要なのは塩分摂取量を減らすこと。1日6g以下が目標です（130ページ参照）。また喫煙や飲酒の習慣を改めることも欠かせません。

生活習慣の見直しだけで十分に血圧が改善されない場合は、降圧剤による治療を行う必要があります。

一般的に、高血圧だけでほかの病気がない場合は、診察室血圧は130／85㎜Hg未満にコントロールすることが望ましいとされています。高血圧に加えて糖尿病や慢性腎臓病がある場合は、それだけ動脈硬化のリスクも高いためさらに低めの数値が設定されます。

血圧コントロールには家庭での測定も大切です。特に降圧剤を服用している場合は、病院では正常値なのに実際は高血圧になっている「仮面高血圧」（80ページ参照）というケースもありますので、家庭でも血圧を測る習慣をぜひとりいれましょう。

●高血圧の管理目標値

	家庭血圧	診察室血圧
	収縮期血圧／拡張期血圧(mmHg)	収縮期血圧／拡張期血圧(mmHg)
脳血管障害患者 冠動脈疾患患者	135/85未満	140/90未満
若年・中年者	135/85未満	140/90未満
糖尿病・慢性腎臓病	125/75未満	130/80未満
後期高齢者	145/85未満	150/90未満

参考資料：日本高血圧学会『高血圧治療ガイドライン2014』

危険因子②
「糖尿病」があると発症率が増大する！

血液中の糖分（ブドウ糖）の量を血糖値といい、血糖値が高い状態が慢性的に続く病気が糖尿病です。血糖値はすい臓から分泌されるインスリンの働きで下がりますが、糖尿病はこのインスリンの分泌量が少なくなったり、働きが悪くなることで発症します。

糖尿病の診断は左図のように、血液検査による「空腹時血糖値」や「ブドウ糖負荷後2時間血糖値」、さらに過去1～2ヶ月間の血糖コントロールの状態を見る「ヘモグロビンA1c（エイワンシー）」の値から判定されます。

糖尿病になると、血管が拡張しにくくなったり、血管や細胞が傷つけられて、動脈硬化が進行します。さらに、血液が固まりやすくなることも脳梗塞の誘因となります。

このように、糖尿病は脳卒中のなかでも特に脳梗塞の危険因子といえます。糖尿病のある人は、そうでない人に比べて脳梗塞の発症率が2～3倍にもなります。また、糖尿病に加えて高血圧や脂質異常症があると、脳梗塞のリスクはさらに増大します。

●糖尿病の診断基準

	空腹時血糖値
正常	110mg/dl 未満
境界型か糖尿病	110 ～ 126mg/dl
糖尿病	126mg/dl 以上

●糖尿病予備群の判定基準

日本糖尿病学会が定めている基準は以下のものです。
「境界型」が、いわゆる「糖尿病予備群」の領域です。

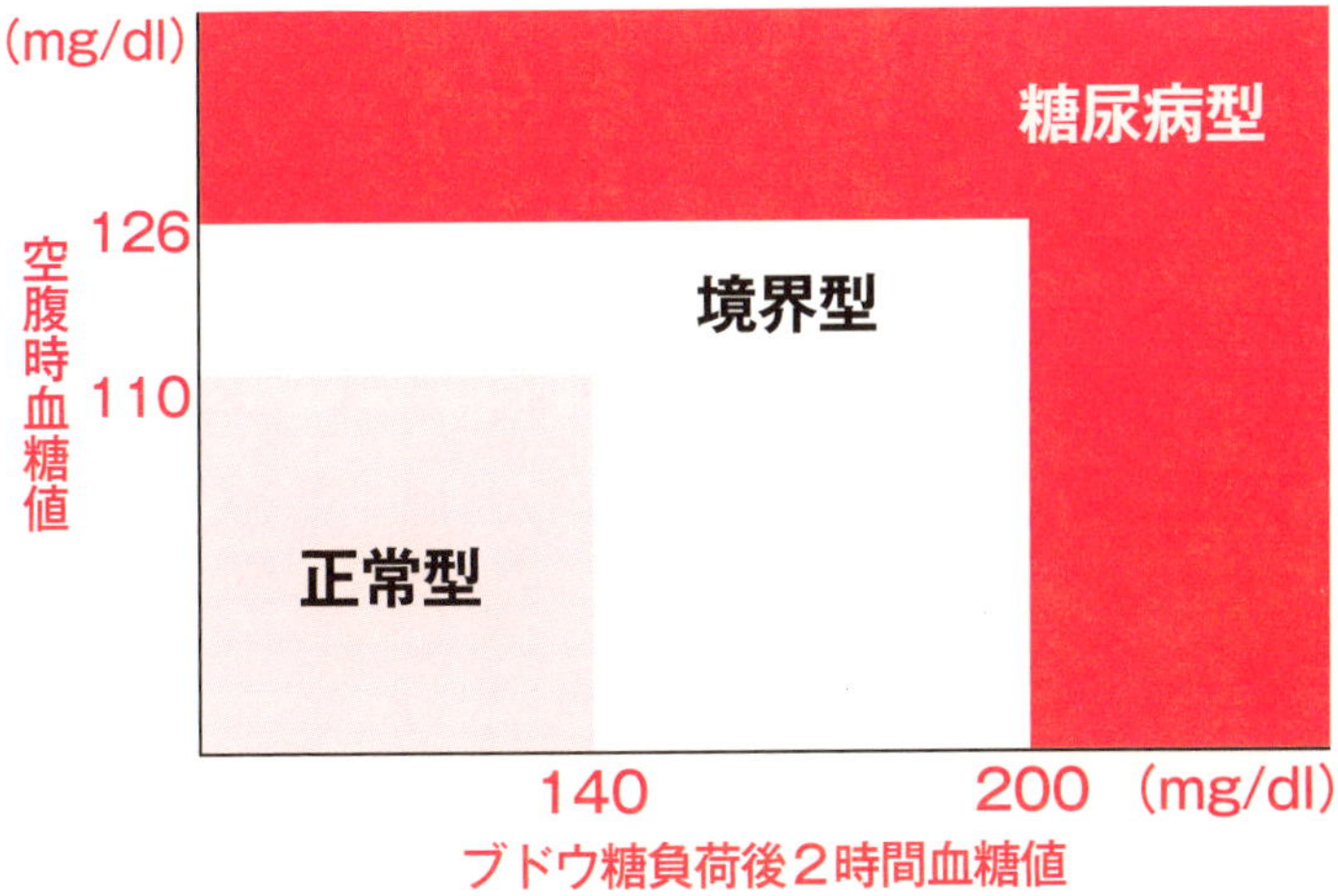

参考資料：「糖尿病治療ガイド 2012-2013」（文光堂）

危険因子②

「糖尿病」の予防と治療

糖尿病の原因は、長年にわたる過食や偏食、運動不足やストレス、肥満などの生活習慣です。糖尿病は、一度発症すると一生付き合わなければならない厄介な病気ですから、いわゆる糖尿病予備軍（境界型）のうちに血糖管理に取り組むことが非常に重要です。

糖尿病の予防と治療は「食事療法」と「運動療法」が二本柱となります。併せて肥満やストレスの解消も欠かせない要素です。特に食事療法では、カロリー管理や食後血糖値を急上昇させない工夫が必要になります。また、運動には血糖値をダイレクトに下げる効果があります。本書の第3章～第4章を参考に生活習慣の改善に努めてください。

これらの生活習慣の改善によって血糖値が十分に改善されない場合は、経口薬やインスリン注射による薬物療法が用いられます。

なお、最近では薬局の店頭などでもヘモグロビンA1cの簡易検査が受けられるようになりました。数分で済みますので、ぜひ定期的にセルフチェックを行いましょう。

●糖尿病の管理目標値

	空腹時血糖値	ヘモグロビンA1c	ブドウ糖負荷後2時間値
脳卒中を発症したことがある人	130mg/dl未満	7.0%未満	180mg/dl未満
基準値	110mg/dl未満	5.8%未満	140mg/dl未満

糖尿病があり、かつ脳卒中を
発症したことがある人は、
もともと健康な人よりも血糖値が高いため、
基準値よりもやや高い値を目標に
血糖コントロールを行います。

危険因子③
「脂質異常症」が動脈硬化を促す！

中性脂肪やコレステロールなど、血液中の脂質が多すぎる脂質異常症も、動脈硬化から脳梗塞を引き起こす危険因子となります。

血中脂質には、総コレステロール、悪玉のＬＤＬコレステロール、善玉のＨＤＬコレステロール、中性脂肪などがあります。

このうち、ＬＤＬコレステロールが血液中に増えすぎると、血管の内皮細胞が傷ついたところからＬＤＬが血管壁に入り込み、アテローム（18ページ参照）ができて脳梗塞を起こすリスクが高くなります。

一方、全身の余分なコレステロールを回収するＨＤＬコレステロールが少なすぎる場合も、動脈硬化が進行して脳梗塞を起こしやすいことが分かっています。

中性脂肪と脳梗塞の直接の因果関係は分かっていませんが、中性脂肪が多い人ほど動脈硬化が助長されるため、やはり脳梗塞の発症に影響すると考えられています。

●脂質異常の判断の目安

LDLコレステロール
140mg/dl以上

▼

高LDLコレステロール血症

中性脂肪（トリグリセライド）
150mg/dl以上

▼

高LDLトリグリセライド血症

HDLコレステロール
40mg/dl未満

▼

低HDLコレステロール血症

上記のいずれかひとつでも該当すれば

脂質異常症

危険因子③
「脂質異常症」の予防と治療

脂質異常症の場合も、基本となる対策は食事療法、運動療法、生活習慣の改善に取り組むことです。脂身の多い肉類、卵、乳製品など動物性脂肪を控えた食事、甘いお菓子や果物の食べ過ぎ、禁煙などが必要になります。

脂質異常症と診断された場合、数値があまり高くなくほかの危険因子が少なければ、食事療法や生活習慣の改善を2~3ヶ月ほど行います。それでも数値が改善しない場合は薬物治療を行います。薬物療法で使われるスタチン製剤はコレステロールを下げるだけでなく、脳梗塞の予防にも効果があるとされています。

脂質異常症のほかに高血圧や糖尿病などの危険因子がある場合や、すでに脳梗塞を起こしたことがある場合は、食事療法や生活習慣の改善と同時に薬物療法を始めます。

また、遺伝的な要因によって脂質異常症になる家族性高脂血症の場合は、若くても脳梗塞や心筋梗塞を起こす危険度が高いため、薬物療法による治療が必要になります。

●脂質異常症の管理目標値

	LDLコレステロール値	HDLコレステロール値	中性脂肪値
脳卒中を発症したことがある人	120mg/dl未満	40mg/dl以上	150mg/dl未満
基準値	140mg/dl未満	40mg/dl以上	150mg/dl未満

脂質異常症があり、かつ脳卒中を
発症したことがある人は、
基準値とほとんど変わらない値を目標に
厳格なコントロールが必要です。

危険因子④
「心房細動」があると危険度は数倍に！

心房細動は不整脈の一種です。心房が痙攣するように細かく震えて十分に収縮ができなくなる病気で、左図のように心拍と心拍の間隔のすべてが不規則になるのが特徴です。

心房細動があると、心房内の血流がよどんで血栓ができやすくなります。この血栓が血流に乗って運ばれ、脳の血管に詰まると脳梗塞（心原性脳塞栓症）を起こします。

不整脈には期外収縮（心拍がひとつ飛ばしになる。または余分な心拍が加わる）と心房細動がありますが、脳梗塞を起こすのは心房細動だけです。もし、不整脈と診断されたもののタイプが分からないという人は、一度、循環器内科等の専門医を受診して、それが期外収縮なのか心房細動なのかを明らかにすることをお勧めします。

なお、心房細動がある人は、ない人に比べて脳梗塞を発症する危険度が3～5倍にもなるとされています。加齢も原因となり75歳以上の8人に1人が発症するというデータもありますが、若くして発症するケースもあり、高齢者に限らず油断は禁物です。

●心房細動患者の鼓動リズム

心房細動患者の場合

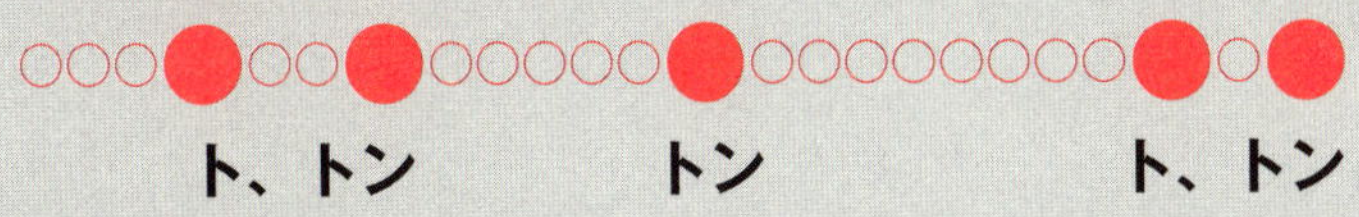

正常者の場合

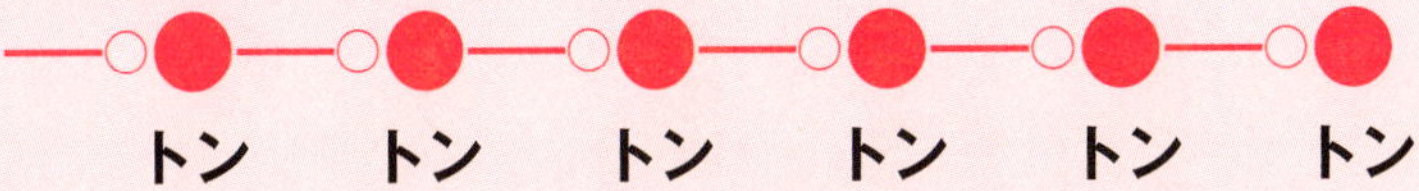

＜凡例＞

○ 心房の鼓動　● 心室の鼓動（脈）

危険因子④

「心房細動」の予防と治療

心原性脳塞栓症は重篤な障害を起こすケースが多く、何としても発症を予防しなければなりません。

心房細動ははっきりとした自覚症状がないため、発見するには心電図検査が必須です。しかし、常に心房細動が起こっている慢性心房細動は心電図をとればすぐに分りますが、発作性の場合は発作が起きているとき以外は心電図でも発見できません。脈拍に異常を感じたり、強い動悸や息切れなどがあれば、必ず内科や循環器科に相談してください。

心房細動があることが分かったら、日常生活でも過労やストレス、睡眠不足などに気をつけ、心臓の負担を減らすようにします。左ページのリスク評価指標のように、高血圧や糖尿病などの危険因子を複数持っている人は、血栓を防ぐ抗凝固薬（ワルファリンなど）を服用しなければなりません。最近ではワルファリンよりも脳出血のリスクが少ない新しい抗凝固薬も使用されるようになりました。

●CHADS2スコア（心房細動患者の脳卒中リスクの指標）

□ 心不全	1点
□ 高血圧	1点
□ 75歳以上	1点
□ 糖尿病	1点
□ 脳梗塞・一過性脳虚血発作	2点

上記のうち、該当するものが
1点ならば→アスピリンかワルファリンを服用
2点以上ならば→ワルファリンを服用

※最近では1点の場合、アスピリンではなく、新規経口抗凝固薬（NOAC）が推奨されています。

危険因子⑤

「喫煙」は脳梗塞の発症率を高める！

喫煙は動脈硬化を引き起こしたり高血圧を助長します。喫煙の習慣がある人は、脳梗塞予防はもちろんのこと、すべての病気のリスクを減らすためにも絶対に禁煙するべきです。

左のグラフは喫煙と脳卒中の関係性を表しています。脳卒中の発症の割合を喫煙者と非喫煙者で比較すると、喫煙者ほど危険度が高いことが分かります。特に女性の喫煙者のリスクは非喫煙者の約2倍にもなります。

ただし、かつて喫煙していたけれど禁煙したという人は、徐々に非喫煙者と同程度に発症率を抑えられることも、このグラフから見てとれる事実です。

長年の習慣なのでいまさら禁煙しても遅いと思う人も多いでしょうが、禁煙してから2～3年で脳梗塞のリスクを軽減できることが分かっています。

今からでも間に合います。一日も早く禁煙に取り組んでください。禁煙についてのアドバイスは第3章で詳しく解説します。

●喫煙と脳卒中発症の関係

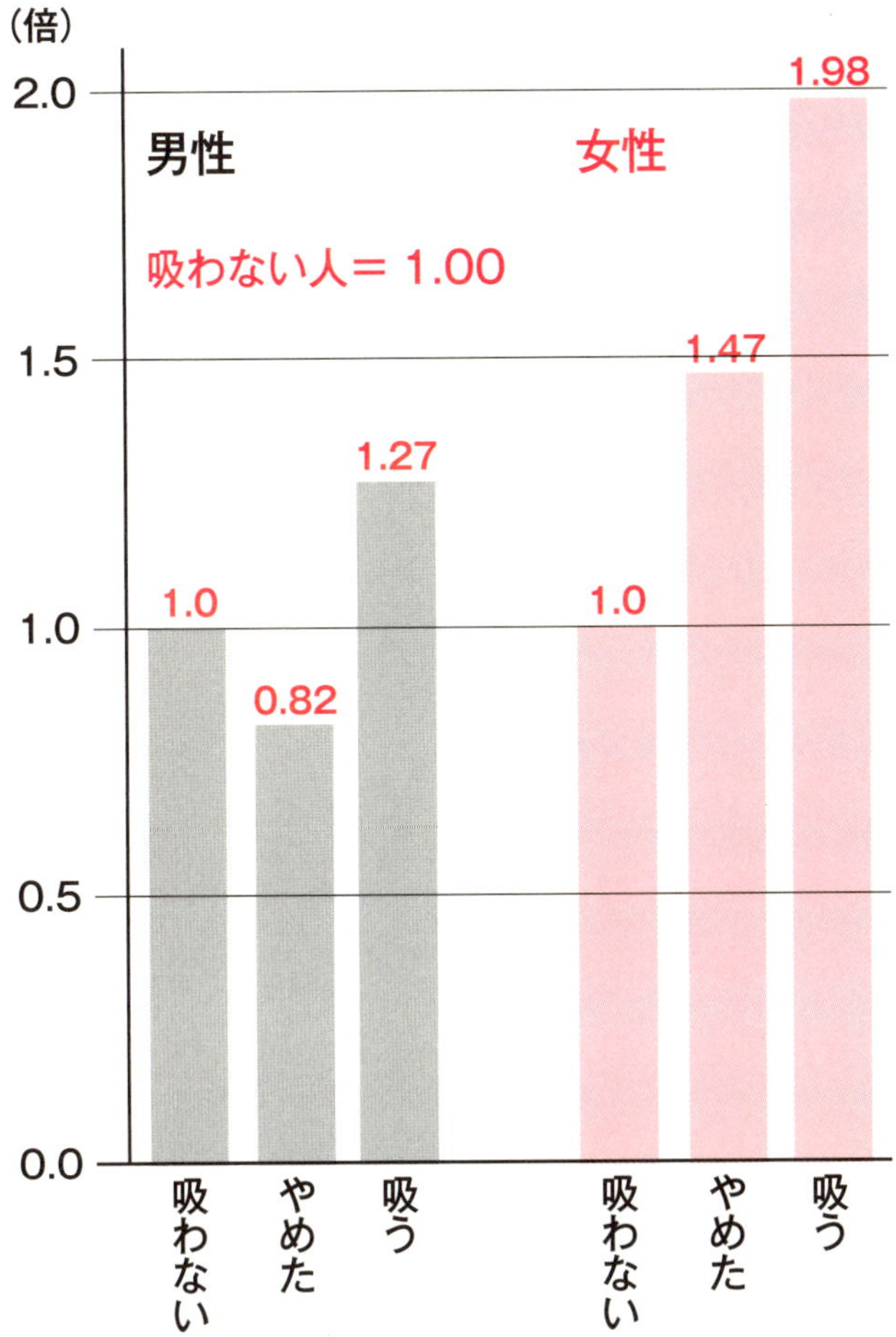

危険因子⑥

「大量飲酒」は血栓を引き起こす!

アルコールは摂取量によって影響が大きく異なります。1日にビールの中ビン1本程度、日本酒を1合程度の適量を守るならば、リラックス効果によって脳梗塞の予防に役立ちますが、大量飲酒はまったくの逆効果になります。

大量にお酒を飲むと、血液の凝固を促進したり、脱水症状になって脳梗塞を招く原因となります。お酒には利尿作用があるため、ビールなどでたくさん水分を摂っているつもりでも体は脱水を起こしやすくなっています。その結果、血液がドロドロになり血栓ができやすくなるのです。

また、飲んでいるときは血圧が下がりますが、強いお酒を短時間で大量に飲んだりすれば反動で血圧が上昇し、心房細動も起こしやすくなります。

血栓を予防する抗凝固薬(ワルファリン)を服用している場合、飲酒によって出血性の合併症を起こしやすいので特に注意しなければなりません。

●過度の飲酒は脳梗塞の大きなリスク

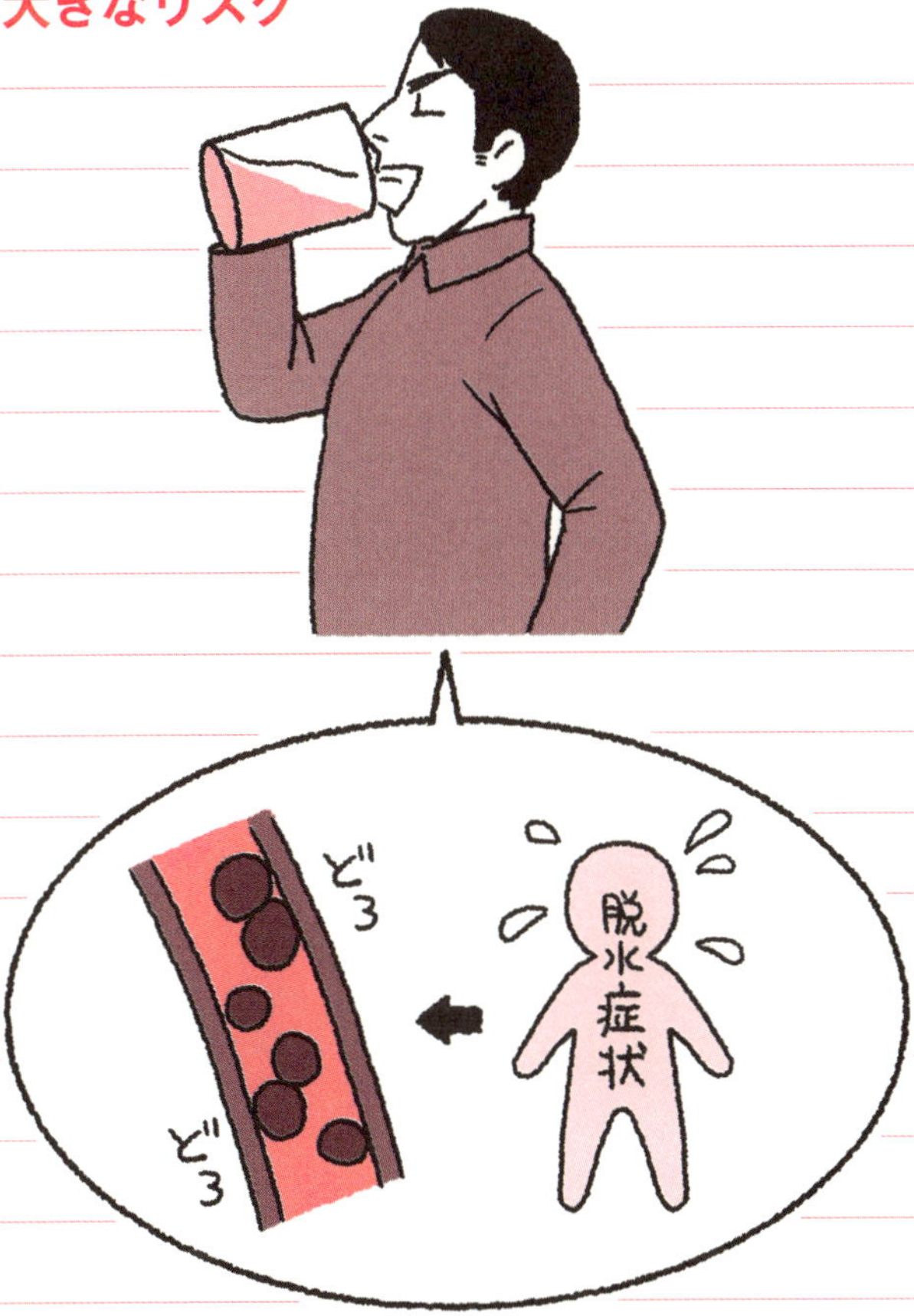

飲酒も適量を守れば何の問題もありませんが、
ついつい深酒してしまうと、脳梗塞発症の重大な脅威となります。
アルコールには利尿作用があるため、血液中の水分が排泄されて
どろどろ血液となり、血栓ができやすくなるためです。
特に心房細動のある人はアルコールにより発作を起こしやすくなり、
恐ろしい心原性脳塞栓症のリスクが高まります。

危険因子⑦

「肥満」や「メタボ」は確実にリスクを高める！

脳梗塞の予防のためには肥満の解消も大切です。

肥満が直接脳梗塞につながるわけではありませんが、肥満によって生じる高血圧、糖尿病、脂質異常症は、どれも脳梗塞の発症を招く危険因子です。

特に、内臓の周りに脂肪がたまる「内臓脂肪型肥満」は、動脈硬化を促進させ、脳梗塞の発生を高めることが分かってきました。

内臓脂肪が蓄積すると、血圧を高める物質や血糖値を下げるインスリンの働きを低下させる物質が増え、高血圧や糖尿病のリスクを増幅させます。また、善玉のＨＤＬコレステロールが減って中性脂肪が増加します。その結果、動脈硬化を進行させて脳梗塞を起こしやすくするのです。

さらに肥満が進んでメタボリックシンドロームになると、脳卒中の発症リスクは男性で１・９倍、女性では１・５倍になるともいわれています。

●メタボリックシンドロームの判定基準

●腹部肥満

内臓脂肪蓄積の指標として、
へその高さで測定した腹回り

男性 ＝ 85cm以上
女性 ＝ 90cm以上

これに加えて①～③のうちの
2つ以上に該当すれば、
メタボリックシンドロームと
判定されます。

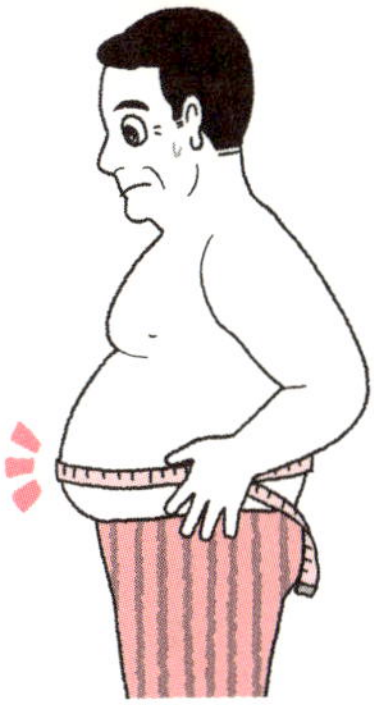

①高血圧：
収縮期血圧130mmHg以上、
または
拡張期血圧85mmHg以上

②高血糖：
空腹時血糖値：110mg/dl以上

③脂質異常：
中性脂肪：150mg/dl以上、
または
HDLコレステロール：40mg/dl未満

危険因子⑧

「避けられない危険因子」もある！

脳梗塞の危険因子には、年齢、性別、遺伝的要素など、どうしても避けられないものもあります。

まず年齢です。加齢は誰にも食い止めることができませんが、加齢とともに血圧が高くなったり、動脈硬化によって血管の老化が進み、確実に脳卒中のリスクは高まります。

性別で見ると、脳卒中の発症率は女性よりも男性が高くなっています。これは女性ホルモンが動脈硬化を阻止しているためで、女性も閉経後は男性と同じリスクになります。そのため、女性は閉経後に脳ドックなどの検査をあらためて受けることをお勧めします。

さらに遺伝的要素も要注意です。家族に脳卒中を起こした人がいる場合、脳卒中の危険度が高まるのです。また人種も是正できない危険因子です。日本人を含むアジア人は白人よりも脳卒中を起こしやすいのです。

これらは回避できない要素だけに、できるだけほかの危険因子を改めることが大切です。

●家族に脳梗塞の発症者がいる場合はリスクが増大

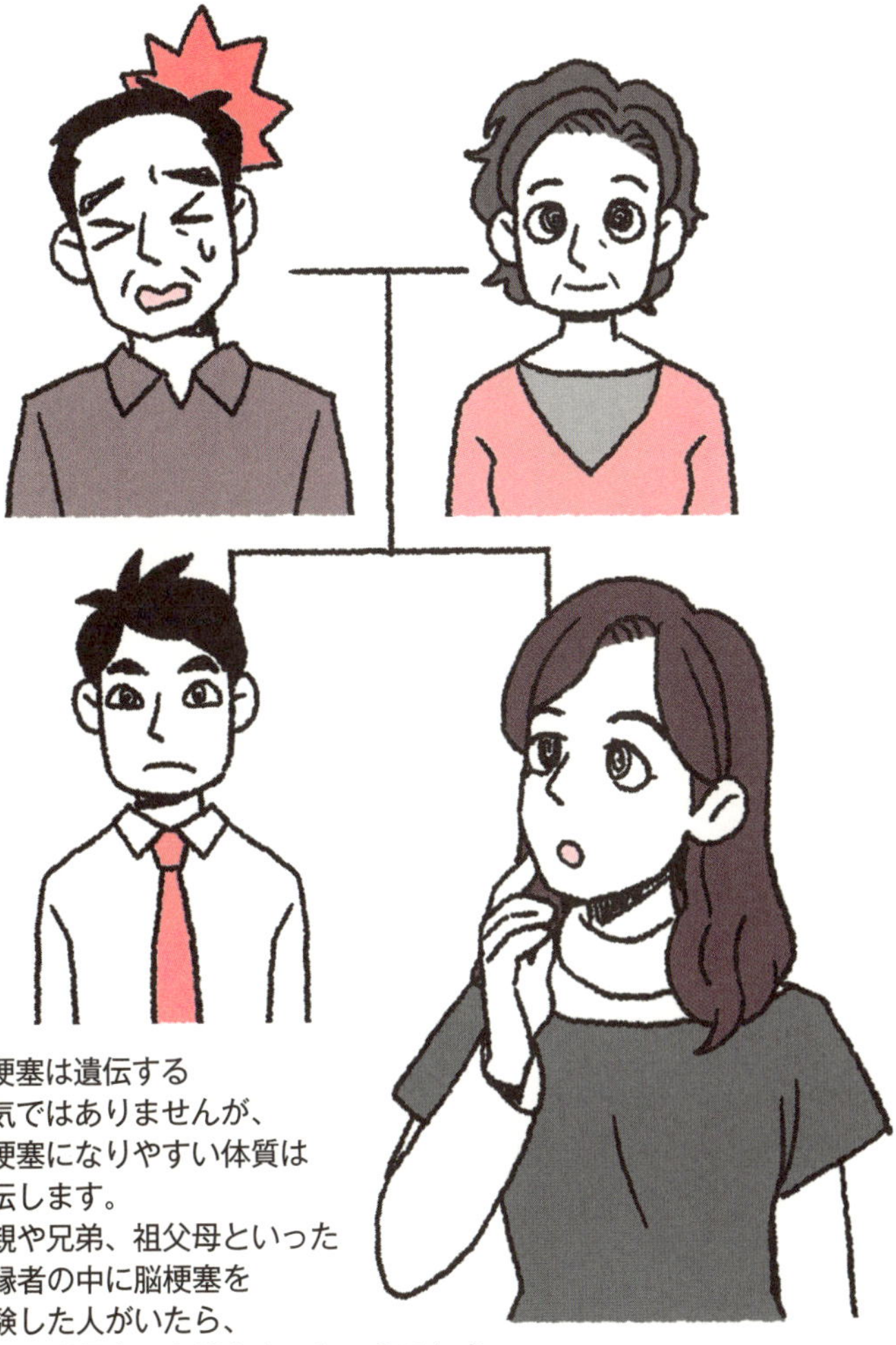

脳梗塞は遺伝する
病気ではありませんが、
脳梗塞になりやすい体質は
遺伝します。
両親や兄弟、祖父母といった
血縁者の中に脳梗塞を
経験した人がいたら、
自分も脳梗塞になりやすいということを
頭に入れておいてください。

危険因子⑨

「運動不足」と「ストレス」も危険を招く！

運動不足は肥満にもつながるうえ、高血圧や糖尿病、脂質異常症などの危険因子を招き、脳梗塞の危険度を高めます。

ストレスも脳梗塞の原因になる場合があります。日頃からストレスが強く、よくイライラしたり怒ったりしていると、カテコラミン（アドレナリン）というホルモンの分泌が増えます。その結果、血管が収縮して血圧を上がりやすくさせ、脳梗塞を誘発しやすくなるのです。また、強いストレスは不整脈を誘発する可能性もあります。

運動やストレス解消は、高血圧、高血糖、コレステロール値の改善にも効果があります。運動不足やストレスをためないために、日常生活に適度な運動習慣をとりいれたり、十分な睡眠をとるように心がけましょう。

なお運動は、ウォーキングなどの有酸素運動が最も適していますが、室内でもできる簡単な体操でも構いません。第3章を参考にしてみてください。

●運動不足やストレスを解消して不整脈を治そう

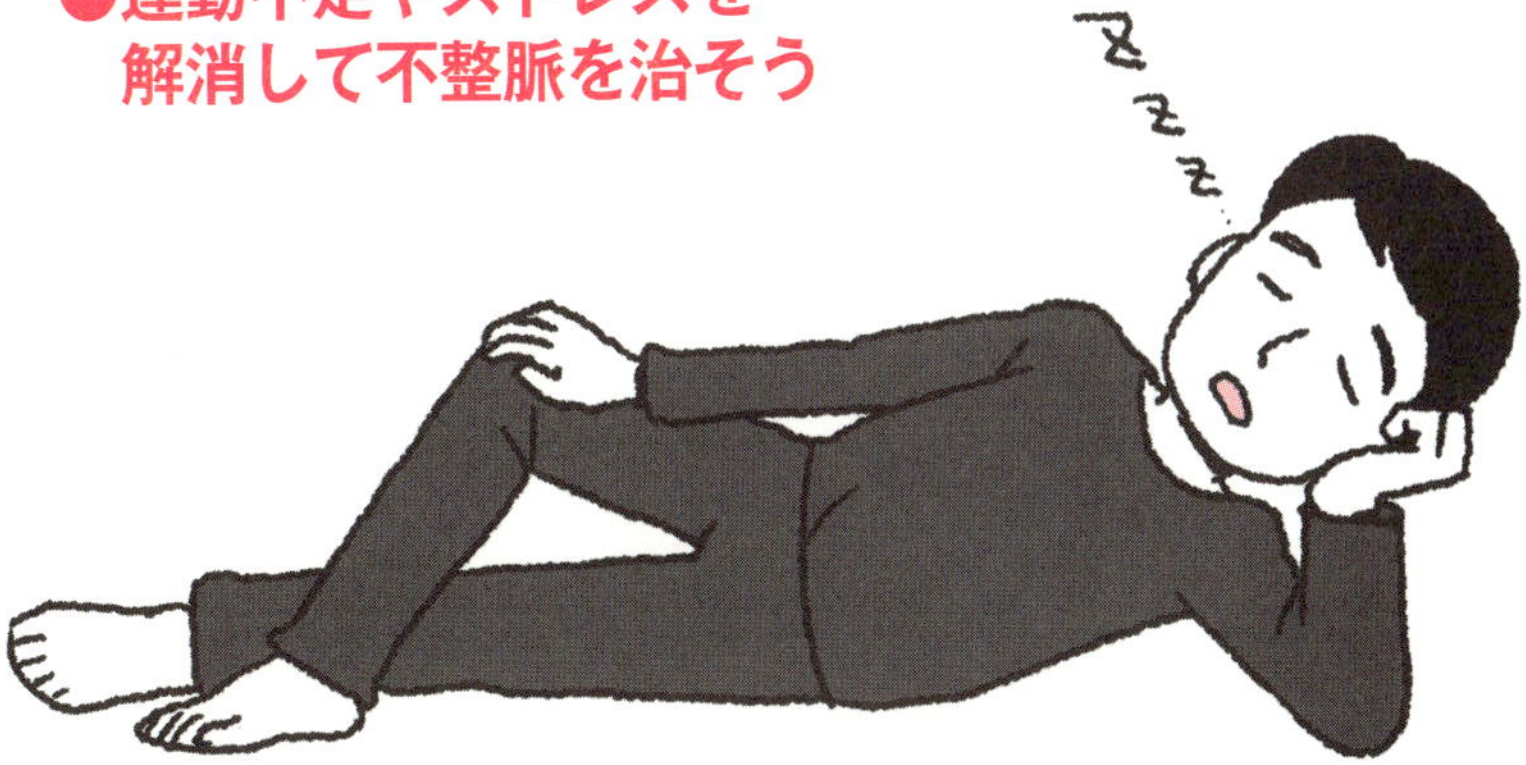

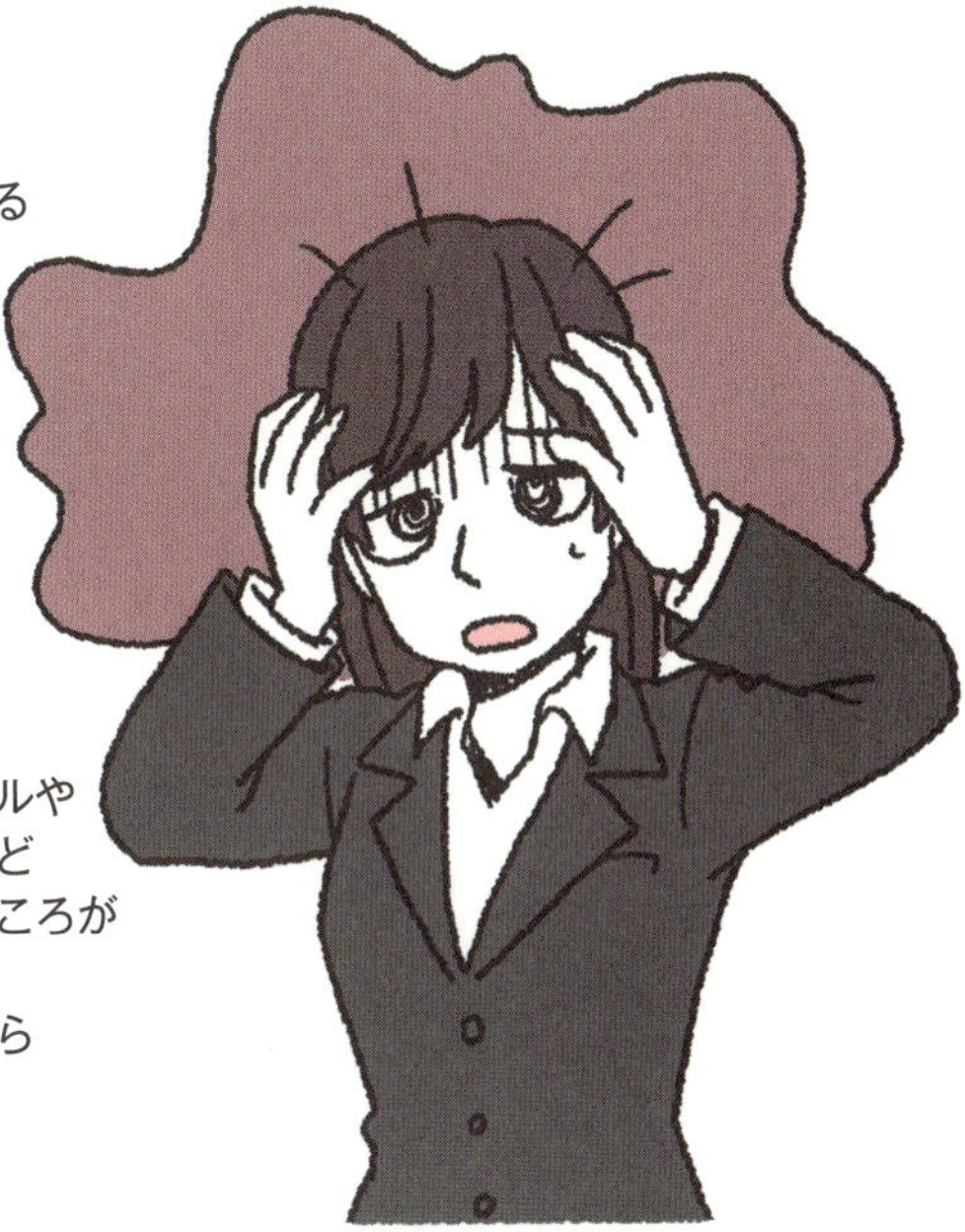

脳梗塞でも最も危険性が
高い心原性脳塞栓症。
その最大の危険因子である
心房細動は
不整脈の一種です。
つまり、不整脈を治せば
心原性脳塞栓症の
リスクは一気に
遠のきます。
不整脈の原因も、
ストレスや運動不足、
睡眠不足、喫煙、
食生活の乱れ、アルコールや
カフェインの大量摂取など
生活習慣の乱れによるところが
大きいのです。
まずは生活習慣の改善から
始めましょう。

危険因子⑩
「A型性格」や「感染症」にも注意！

脳梗塞を起こした人には「A型性格」が多いといわれています。これは血液型のA型とは無関係で、負けず嫌い、短気、頑張り屋といった性格のことを指します。

A型性格は、向上心や競争心が強く、企業経営者や社会的責任が大きい仕事をしている、いわゆる仕事人間に多く見られます。その精力的な性格から強いストレスを抱えることが多く、それが脳梗塞の誘因となっているのです。

また、A型性格の人は、ガイスベック症候群といって、高血圧や肥満、多血症を伴っていることが多く、脳梗塞の危険因子となることも分かってきました。

脳梗塞の予防のために、イライラしたり、カッとならない日常生活を心がけましょう。

その他の危険因子として、高齢者にとっては風邪などの感染症も脳梗塞の引き金になります。発熱や下痢、脱水に加え、感染によって白血球が増加することも脳梗塞のリスクを高めるという報告があります。高齢者の方は特に注意してください。

●「A型性格」は脳梗塞になりやすい!?

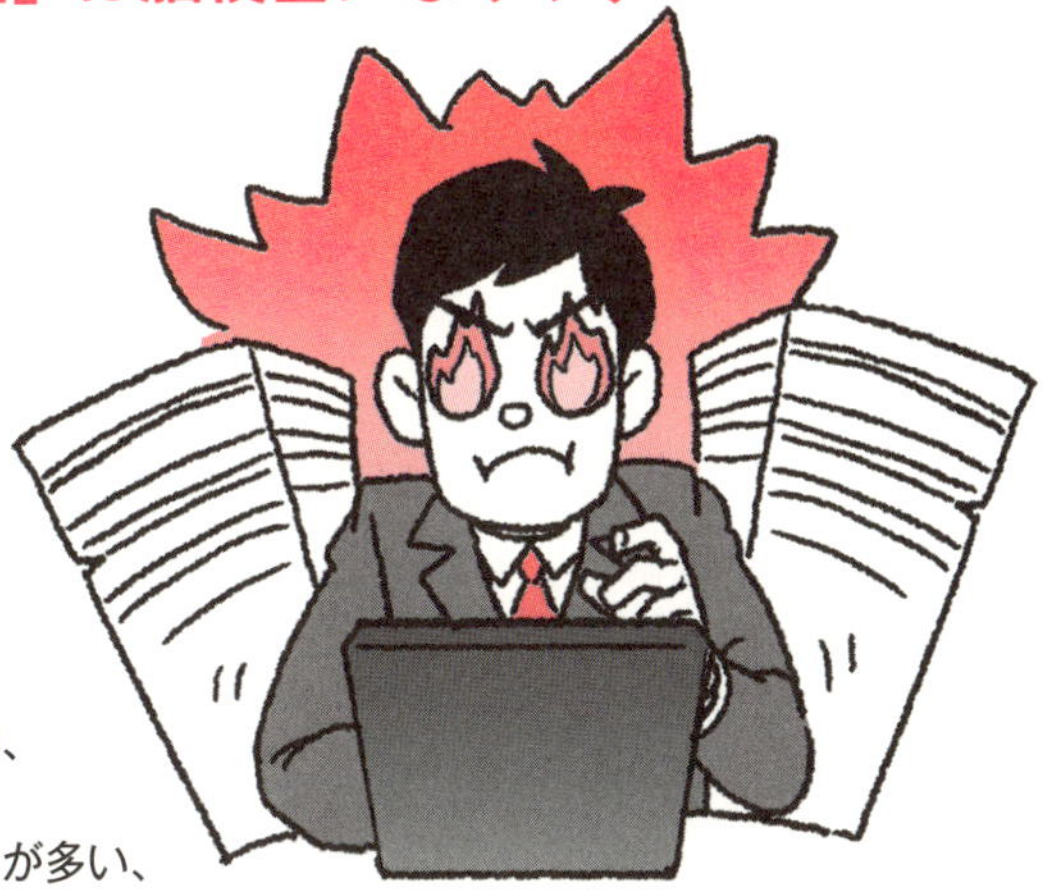

精力的で
負けず嫌いの
「仕事人間タイプ」、
反面、短気で
イライラすることが多い、
いわゆる「A型性格」の人は
脳梗塞にもかかりやすいことが分かりました。
A型性格の人には、
高血圧や肥満、
多血症をともなう
ガイスベック症候群の人が多く、
心筋梗塞や脳梗塞の
大きな危険因子となっています。

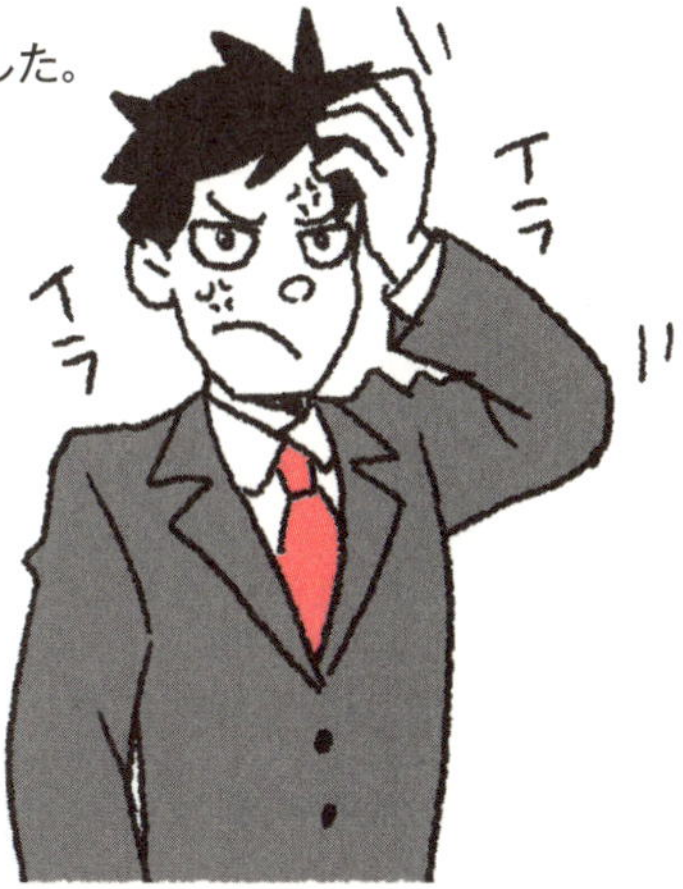

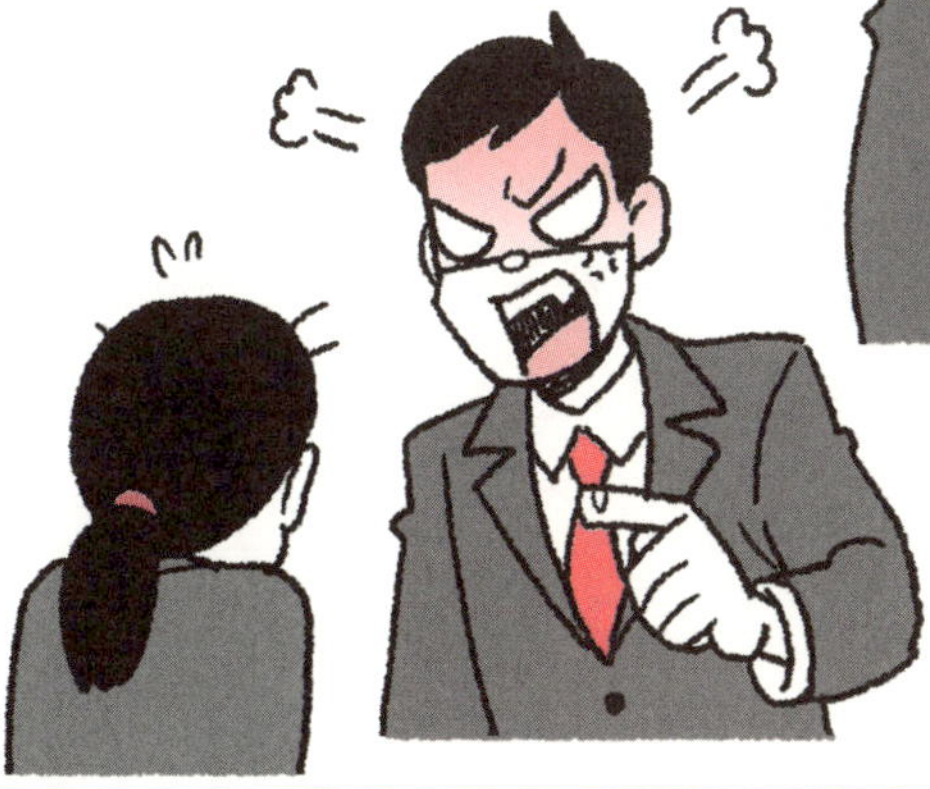

コラム

「仮面高血圧」にご注意を

健康診断や医師の前で血圧を測ると、緊張などにより平常時よりも高血圧になることを「白衣高血圧」といいます。逆に、健康診断や病院では正常値なのに、家庭や職場などでは自分でも気づかないうちに高血圧になっていることがあります。これが「仮面高血圧」です。

仮面高血圧は、すでに高血圧と診断され、降圧剤を服用している人に多く見られます。ほとんどの降圧剤は朝に服用するため、昼間に病院で血圧測定するときは正常値になりますが、それ以外の時間帯では高血圧の状態が続いているのです。

特に、夜間や早朝に血圧が上昇するタイプの高血圧では、朝食後の薬の効果が発揮されず、脳梗塞を引き起こす危険性があります。

病院での血圧が正常値だからと安心せず、家庭や職場でも血圧を測って、仮面高血圧を見逃さないように気を付けましょう。

第3章

脳梗塞を予防する生活習慣

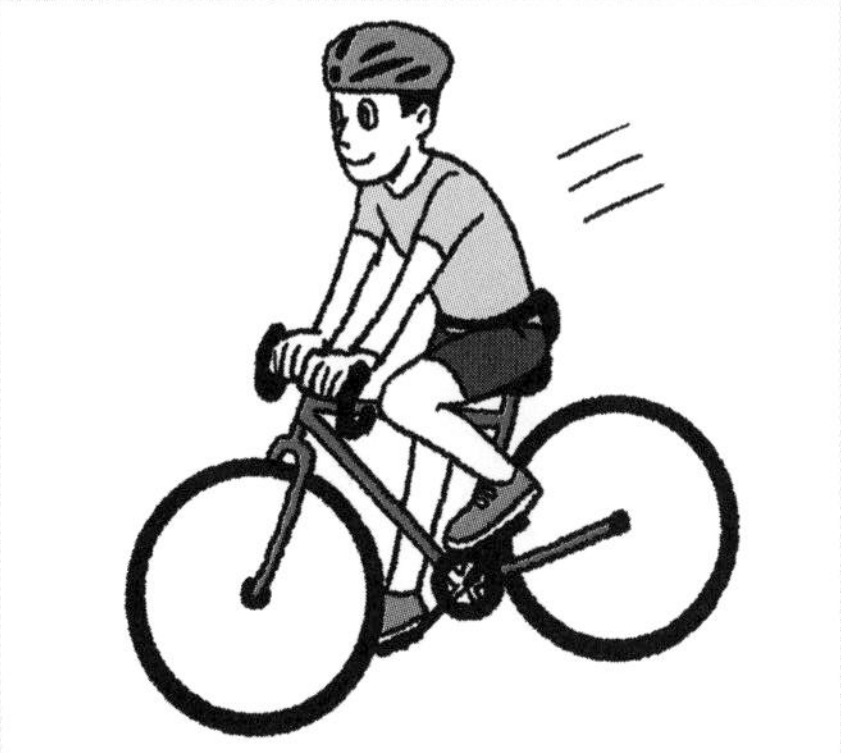

節酒を守れば お酒には良い効果もある

第2章で述べたように、大量の飲酒は脳梗塞の危険因子のひとつです。

ただし、適量のお酒をたしなむ程度ならば良い効果もあります。「酒は百薬の長」といわれるように適量の飲酒は血圧を下げたり、リラックス効果をもたらします。また、善玉のＨＤＬコレステロールを増やす効果もあります。

ポリフェノールを豊富に含む赤ワインは、適量を摂ることで「脳梗塞の予防効果がある」との報告もあり注目されています（142ページ参照）。

大量飲酒とともに注意したいのがカロリーの摂り過ぎです。特に、血糖値が高めの人や脂質異常症の人は要注意です。缶ビール500mlで約200キロカロリー、日本酒1合で約190キロカロリーもあります。中年男性で中性脂肪が高い人のほとんどはお酒の飲み過ぎが原因です。肥満やメタボリックシンドロームの人も同様です。

お酒は左ページの適量の範囲内を守り、食事と一緒に楽しむ程度にとどめましょう。

●飲酒の適量の目安

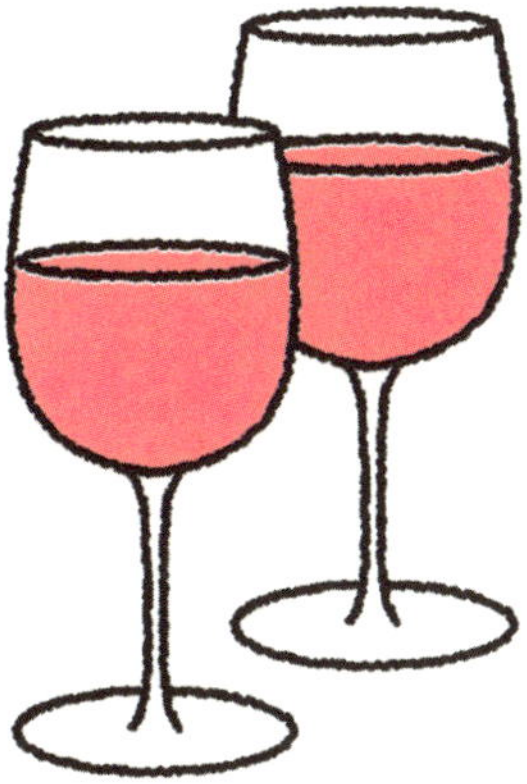

●ワイン
グラス2杯弱（1杯120ml）

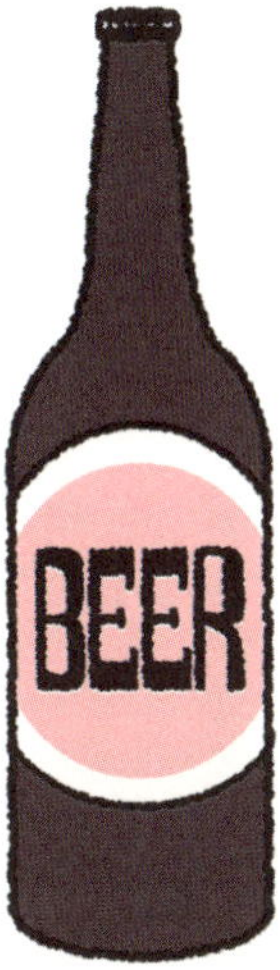

●ビール
中びん1本（500ml）

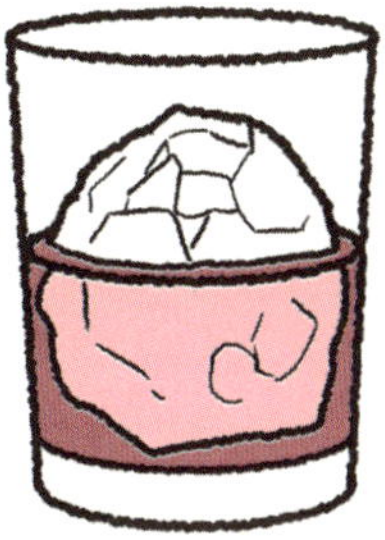

●ウイスキーダブル
1杯(60ml)

●日本酒
1合（180ml）

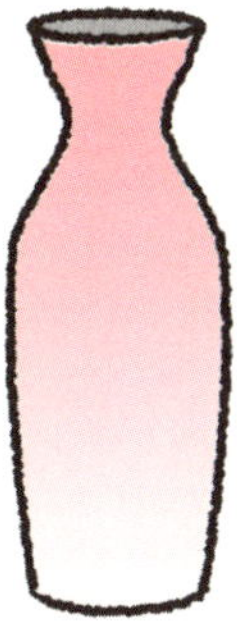

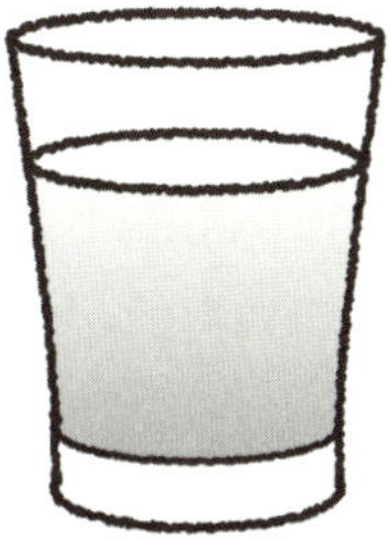

●焼酎（25度）
コップ1/2杯（100ml）

脳梗塞の予防に「禁煙」は絶対条件です！

タバコを吸う人は、喫煙の危険度を表す喫煙指数（ブリンクマン指数）を一度計算してみてください。「1日に吸う本数×喫煙年数」で求められます。

この喫煙指数が400を超えると、脳梗塞のリスクが極めて高い状態とされます。1日20本を20年間吸っていたとしてちょうど400です。高齢者のスモーカーだけでなく、多くの働き盛り世代のスモーカーもこの水準に近づいていることが懸念されます。

喫煙のリスクは脳梗塞だけではなく、心筋梗塞やくも膜下出血、肺ガン、食道ガンなどの危険性を著しく高めることが知られています。さらに、タバコを吸う本人だけでなく、家族など周囲の人の「受動喫煙」も脳梗塞の危険因子になりうることが分かっています。この点からも禁煙を考えてほしいものです。

禁煙は医療費が不要な予防法です。お金がかからないうえ、ほかの危険因子に対するいかなる薬物治療よりも効果が大きい予防法なのです。

●タバコは絶対にダメ！

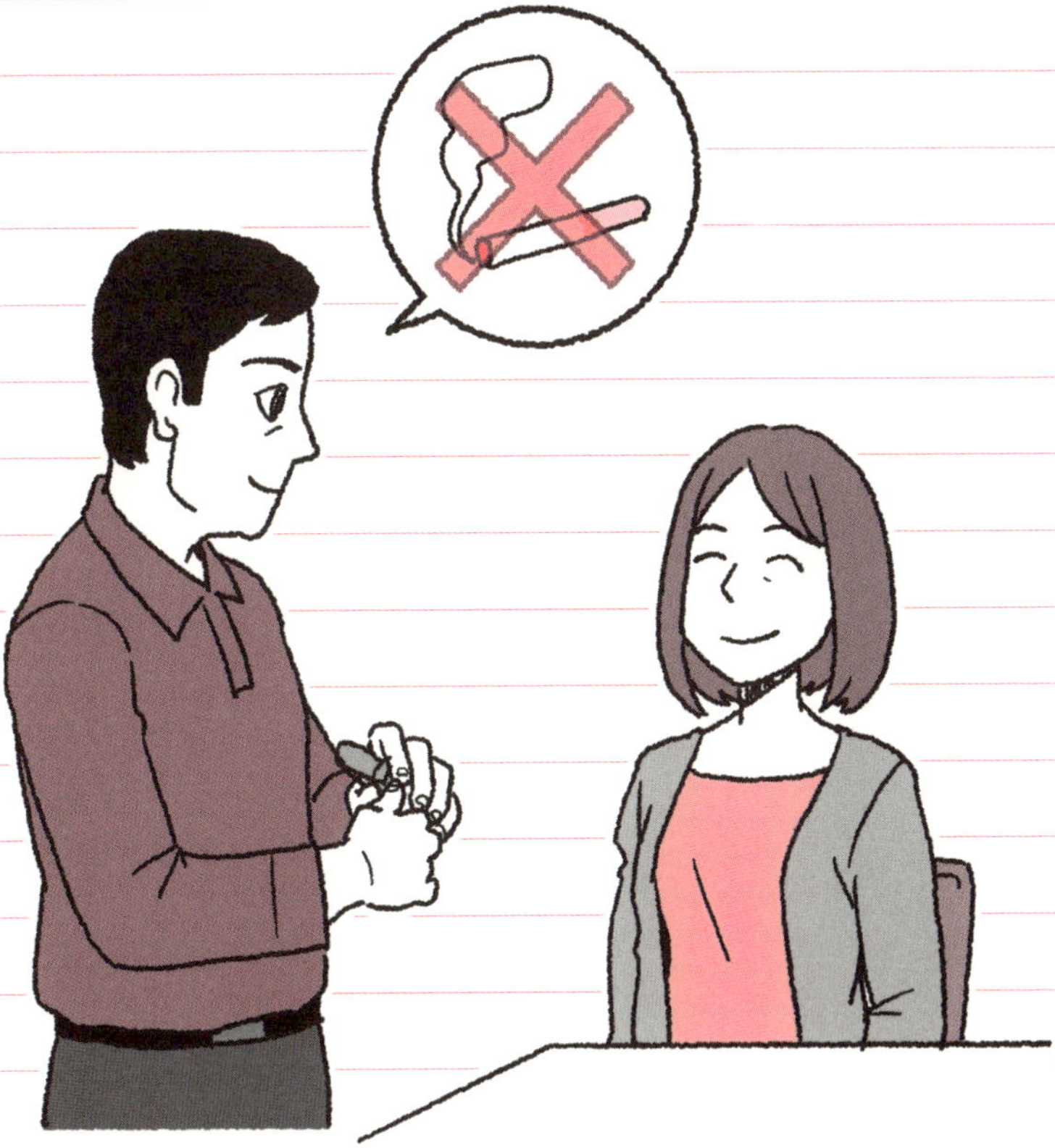

タバコには百害あって一利なし！
喫煙が脳梗塞リスクをどの程度高めるかとか、
どのような発症のメカニズムかなどはどうでもいい。
もし、あなたがまだタバコを吸っているなら即刻禁煙してください。
喫煙は喫煙者本人の脳梗塞リスクを高める
自殺行為であるばかりでなく、受動喫煙により
周りの人にも大きな迷惑をかける
行為であると認識すべきです。

節煙では不十分
禁煙のためのアドバイス

愛煙家にとって禁煙は難しいことだと思います。本数を減らしたり、ニコチンやタールが少ないタバコに替える人がいますが、それだけでは脳梗塞の予防にはなりません。ニコチンやタール量が少ないと、かえって本数が増えるという逆効果もありえます。

節煙ではなくきっぱりやめることです。家族や友人に禁煙を宣言することから始め、ライターや灰皿を処分する、ガムや飴をなめるなど、自分に合った対策をたてましょう。最近では禁煙外来を設けている病院も多くなりました。自ら禁煙に踏み切ることが難しい人はぜひ受診してみてください。

禁煙補助のためのニコチンガムは薬局でも購入でき、比較的手軽に利用できます。皮膚に貼るニコチンパッチは医師の処方が必要ですが、ガムよりも有効といわれています。

さらに禁煙用の経口治療薬も登場しています。こちらは処方薬なので、主治医や禁煙外来に相談してみるといいでしょう。

●手軽な禁煙アドバイス

1
禁煙することを家族や友人に宣言し、監視してもらう

2
手元にあるタバコ、ライター、灰皿などを処分する

3
タバコを吸っている人のそばに行かない

4
脂質の多い食べ物は、タバコが吸いたくなるので
禁煙中は控えめにする

5
酒を飲むとタバコが吸いたくなる人は、
禁煙中は酒席に行かない

6
喫煙したくなったら、水やお茶を飲んで気を紛らわせる

7
吸いたくなったら、ガムやこんぶなどを噛んだり、
飴を食べる

8
吸いたくなったら、歯磨きやうがいをする

運動によって得られるさまざまな予防効果！

運動には脳梗塞のさまざまな危険因子の改善に役立つ効果があり、日常生活に運動の習慣を取り入れている人は脳梗塞が少ないといわれています。

よく知られているように、生活習慣病の改善には食事療法とともに運動療法が欠かせません。適度な運動の継続は、脂肪を燃焼させて肥満を解消する効果や、血圧や血糖値を下げる効果、中性脂肪やコレステロールを減らす効果など、危険因子の数値コントロールに役立ちます。もちろんストレス解消にも最適です。

運動は毎日、もしくは1日おきくらいのペースで継続して行うことが大切です。1週間に1回だけ週末にまとめて行ってもあまり効果はありません。

あくまで予防目的なので無理をしないようにしましょう。長続きさせるためにも苦痛にならない程度の運動をおすすめします。この章では、座ったまま、寝転んだままでもできる運動もご紹介します。ぜひ取り組んでみてください。

●適度な運動は生活習慣の改善の特効薬

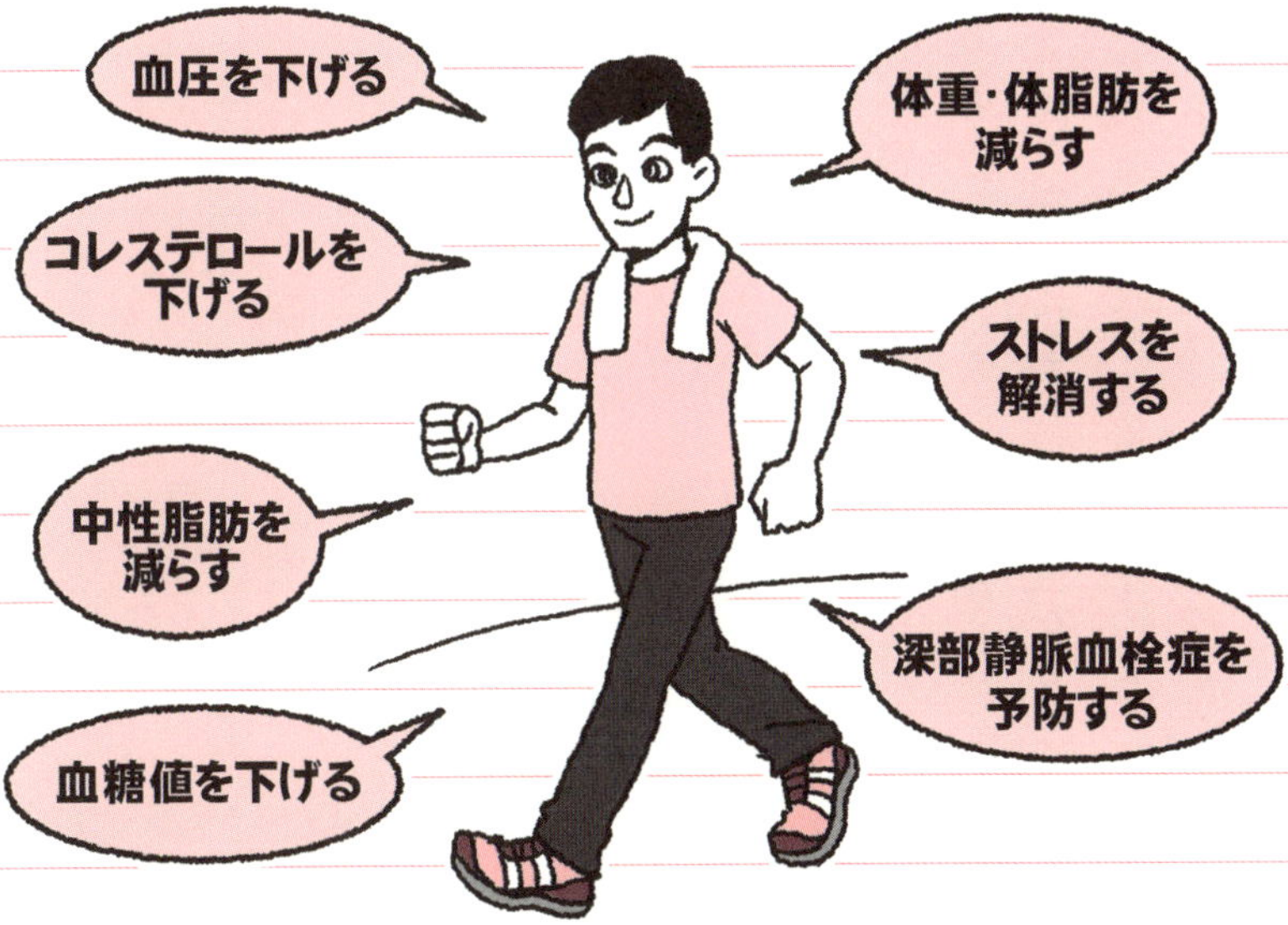
血圧を下げる
体重・体脂肪を減らす
コレステロールを下げる
ストレスを解消する
中性脂肪を減らす
深部静脈血栓症を予防する
血糖値を下げる

脳梗塞に限ったことではありませんが、
適度な運動は、すべての生活習慣病の特効薬といえます。
体重や中性脂肪、コレステロールのコントロール、
血圧や血糖値の根本的改善にも、
適度な有酸素運動は大きな力を発揮します。
1日に30分程度のウォーキングを
毎日続けるだけで目に見えて効果が現れるはずです。
時間がとれないという人は、通勤の際、
一駅手前で降りて
一駅分を歩いてみませんか？

1日20～30分の運動を生活に組み入れる！

脳梗塞を予防するには、有酸素運動がおすすめです。有酸素運動とは、体に酸素を取り入れながら、あまり負担の大きくない動きを継続的に行う運動で、ウォーキングやジョギング、サイクリング、水泳などがこれにあてはまります。

有酸素運動は、体全体を動かす全身運動なので、血行を促進します。また、脂肪が効率よく燃焼されるので肥満の予防や解消にも役立ちます。1日20～30分程度を目標にして行ってください。例えば帰宅するときは一駅前で降りて歩くなど、日常生活の中で手軽にできることから始め、習慣化していきましょう。

ただし、あまり激しい運動はかえって逆効果です。運動時は1分間の脈拍が120回（高齢者の場合110回）を超えない強度を目安としてください。脈拍は手首の内側に指を当てて15秒間の数を数え、それを4倍して求めます。ちなみにエアロビクスは有酸素運動ですが、運動強度がかなり高いので、脳梗塞の予防にはあまり向いていません。

●おすすめの有酸素運動

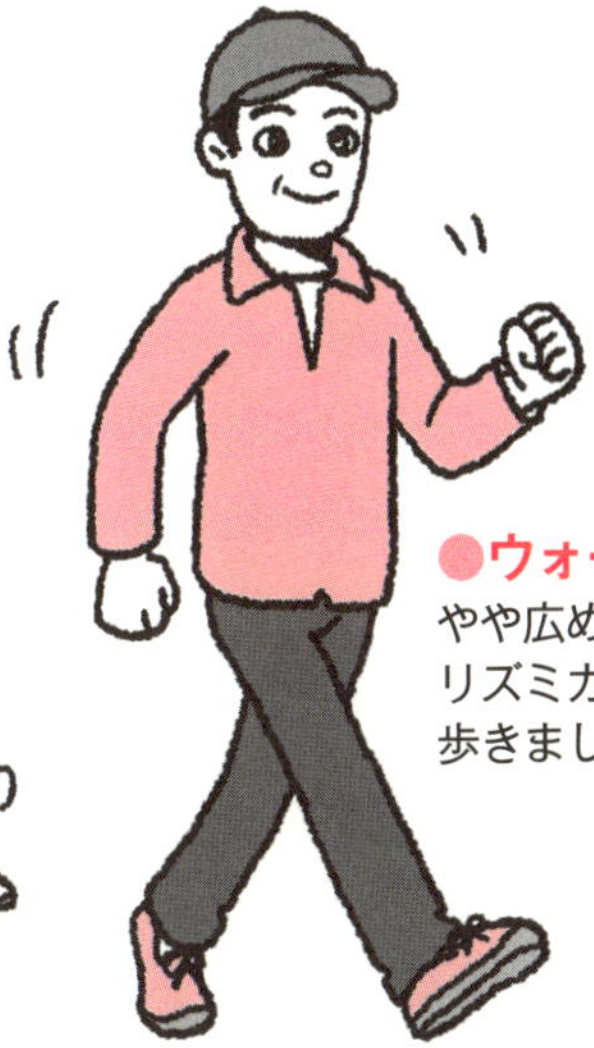

●ウォーキング

やや広めの歩幅でリズミカルに歩きましょう。

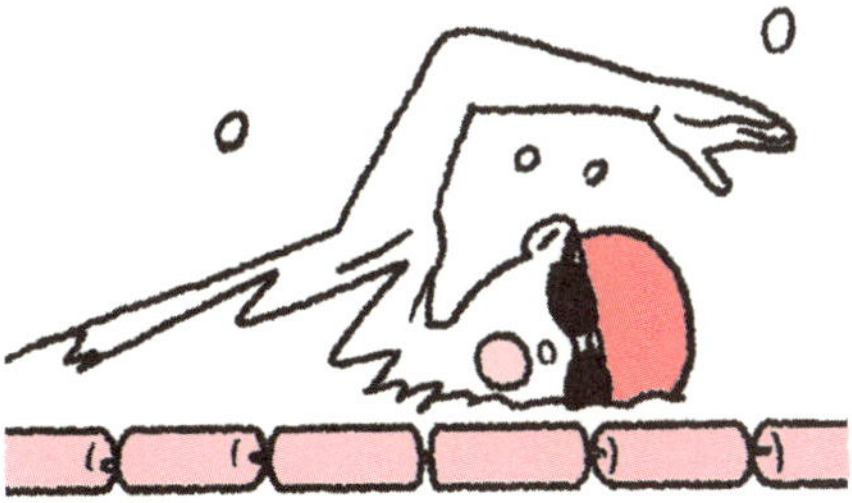

●水泳

腰や膝の負担が軽く、肥満型の人に向いています。

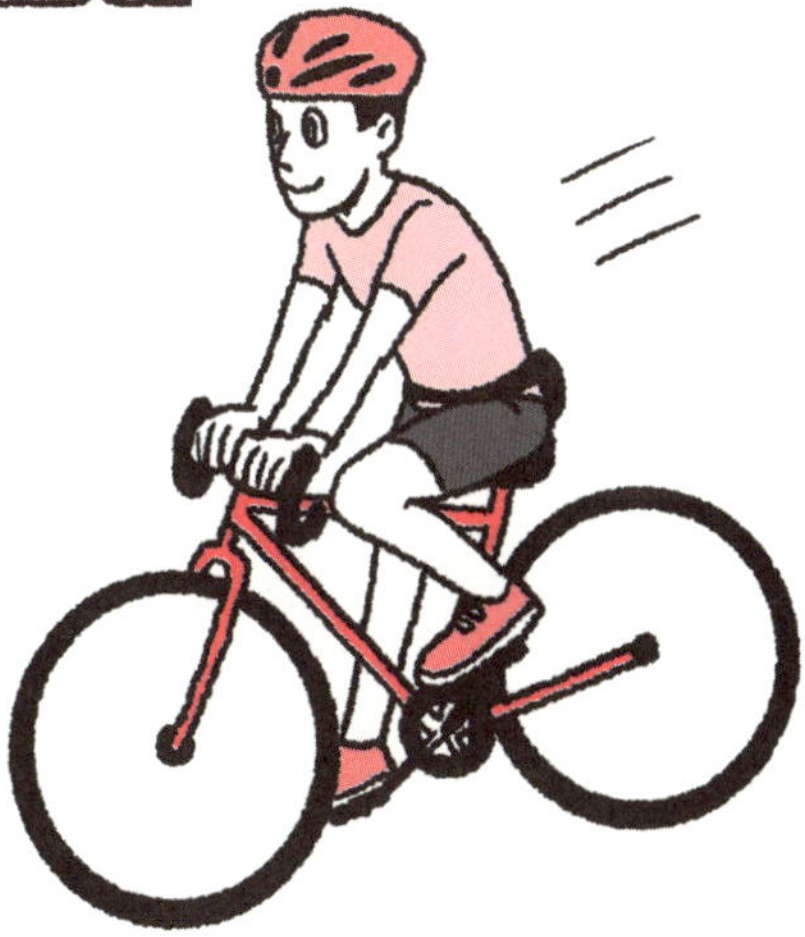

●サイクリング、エアロバイク

太ももの大きな筋肉を動かすので脂肪燃焼効果が高められます。

「ゴルフ」や「筋トレ」など「注意が必要な運動」もあります

運動が体にいいといっても、短距離疾走やウェイトトレーニングのような無酸素運動はおすすめできません。瞬間的に力を入れたり、息を止めてふんばるような動きのあるスポーツは、心臓への負担が大きく、血圧が上昇してしまうからです。

また、ゴルフでフルスイングした瞬間やヨガのポーズで体をひねったときなど、スポーツ中に脳梗塞が起きるケースもあります。脳動脈解離によるものです。

動脈解離とは、動脈の内膜と中膜の間に裂け目ができて、そこから血液が流れ込み、血管内腔が狭くなった状態で、脳動脈に動脈解離があると脳梗塞を引き起こします。脳動脈解離は働き盛りの年代に多いので注意が必要です。

また、外で運動するときは気温にも気をつけましょう。室内から外に出たときの急激な温度差が脳梗塞の引き金になるケースがあるからです。また、真夏の炎天下でのスポーツは脱水症状を起こすので禁物、朝夕の涼しい時間に行いましょう。

●脳梗塞の引き金ともなる危険な運動に注意

適度な有酸素運動は
脳梗塞の予防に効果絶大であることは
間違いありませんが、
運動の種類によっては、
それが引き金となって
脳梗塞を発症する場合もあります。
危険なのはゴルフやヨガ、
ジムでの筋トレなど、
瞬間的に体をひねったり、
力を入れたりするスポーツ。
瞬間的に体をひねることで
脳動脈解離を発症し、
脳梗塞が起こるのです。
決して珍しいことではなく、
比較的若い人にも
起こり得ます。

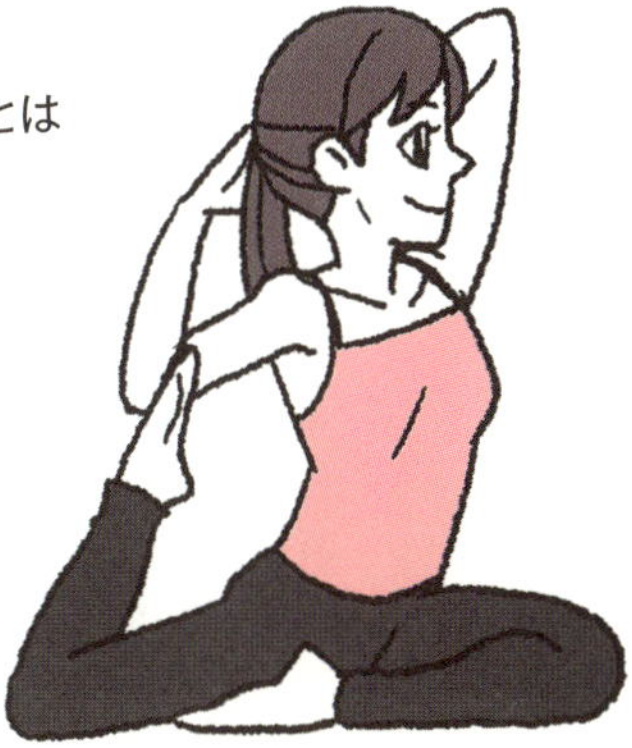

NG

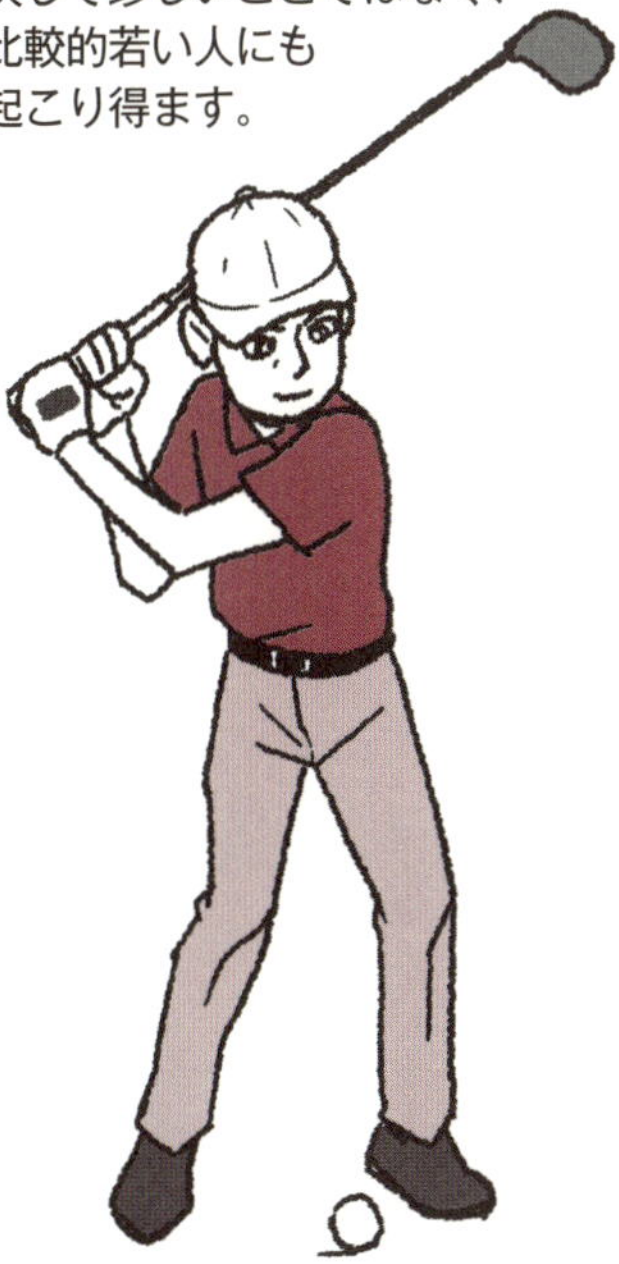

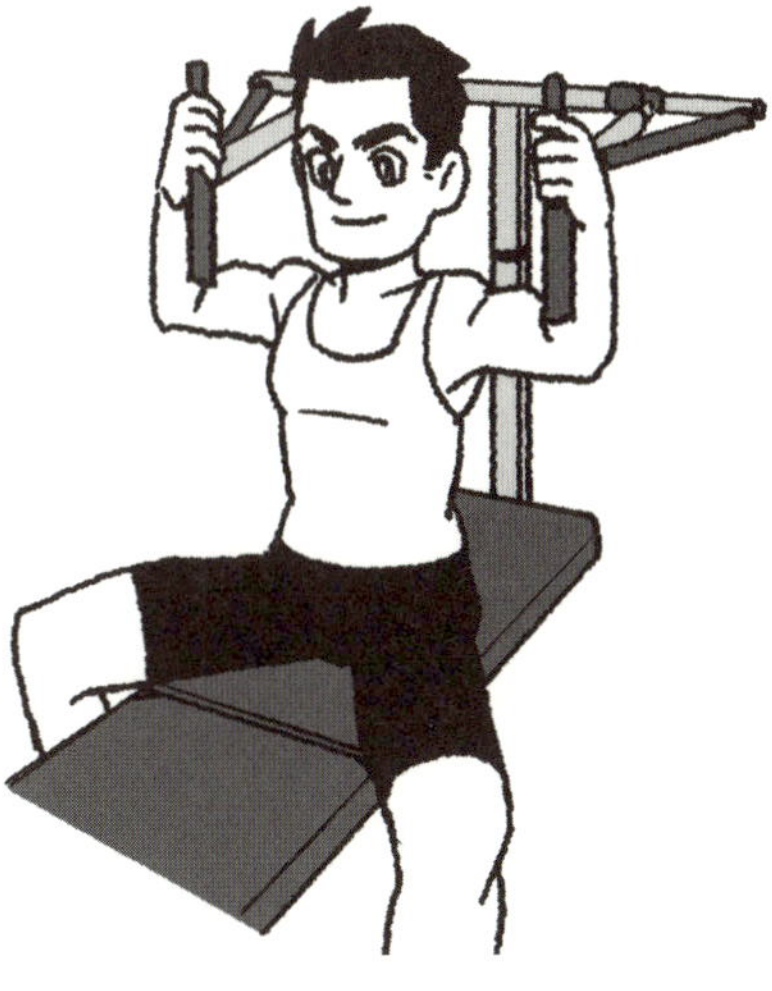

「ラジオ体操」で全身の血行を促進する

身近なところから始められる運動として、ラジオ体操もおすすめです。子供から大人まで幅広い年齢層を対象にしているため体への負担が大きくなく、運動強度も適切です。ラジオ体操はわずか3分という短い中にも13種類の運動が組み込まれています。全身をまんべんなく動かすことができ、血行促進に役立ちます。毎日、決まった時間に放送されるので、日課にすれば無理なく長期にわたって運動を続けることができるでしょう。

適度な運動を継続すると、肥満の解消はもちろんのこと、血圧や血糖値を下げる効果も期待できます。つまり、脳梗塞の危険因子を減らすことが可能になるわけです。

小学校以来、何十年もやっていないという人でも、あの音楽とナレーションを聞くと体が次第に動きを思い出してくれるでしょう。ラジオの放送時間が早すぎるという人は、あらかじめ音源を録音したり、テレビの放送を録画しておけば、自分の都合のいい時間に行うことができます。

●ラジオ体操は理想的な「適度な運動」

①
実際にラジオ体操第一から
「手足の運動」をやってみましょう。
まず前を向いて真っ直ぐに立ち、
両手を軽く握って胸の前で交差させます。

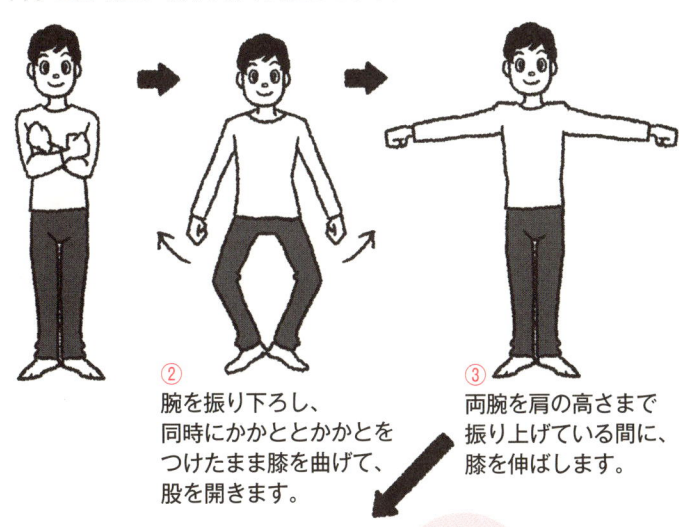

②
腕を振り下ろし、
同時にかかととかかとを
つけたまま膝を曲げて、
股を開きます。

③
両腕を肩の高さまで
振り上げている間に、
膝を伸ばします。

④
肩の高さに開いた
腕を下ろし、
その勢いで
再び胸の前に
持って行き、
交差させます。
この①～④の動きを
スムーズに
繰り返します。

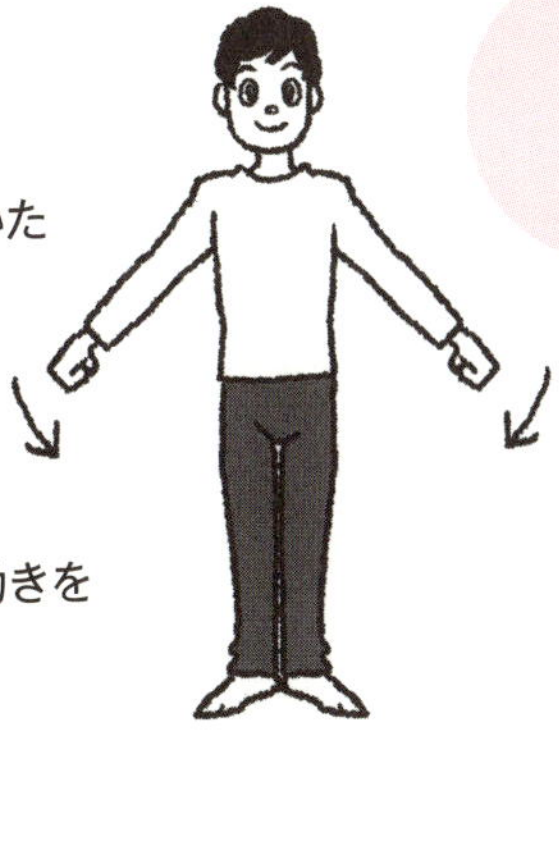

おなじみのラジオ体操第一、ラジオ体操第二は、理想的な有酸素運動のひとつといえます。どちらも3分間で、体の隅々の筋肉や関節の柔軟やストレッチができ、しかもハードではないので筋肉や関節を傷めることもありません。ウォーキングやジョギング、その他のスポーツの準備運動としても最適です。

オフィスでもできる！おしりあげ運動

普段から忙しく、なかなか時間が取れないという人のために、オフィスでも簡単にできる運動を紹介しましょう。それが、おしりあげ運動です。

①まず、いすに腰掛けて背筋を伸ばし、両手をももの上に置きます。
②座ったままで息を吸いながら、上半身を少し前に傾けます。
③息を吐きながら、おしりを15～20cm浮かせ、3秒キープ。再びいすに腰掛けます。
この動作を10回繰り返します。

ポイントは、呼吸をしっかり意識することと、動作をゆっくり行うことです。また、おしりをあげたときに膝がつま先より前に出てしまうと膝に負担がかかってしまうので注意してください。このおしりあげ運動は、太もも前面の大腿四頭筋という大きな筋肉を動かすため、小さな動きの割にエネルギーをたくさん使います。わずか3分で終わる運動ですので、仕事の合間の気分転換に行うといいでしょう。

●座ったままでできる「く」の字スクワット

オフィスなどで座ったままの姿勢を続けると、血行が悪くなります。それを解消する簡単なスクワットを紹介します。

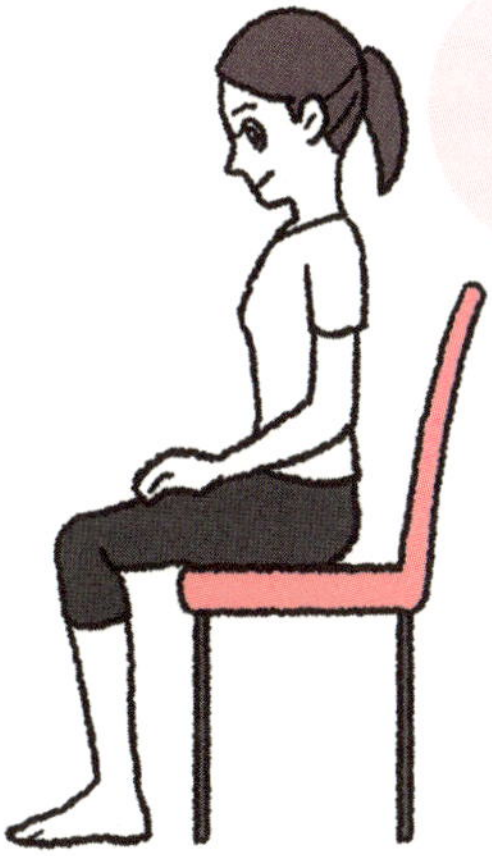

いすに腰をかけ、下腹部に
力を入れて背中を伸ばします。
両腕の力を抜いて、
手は太ももの上に置きます。

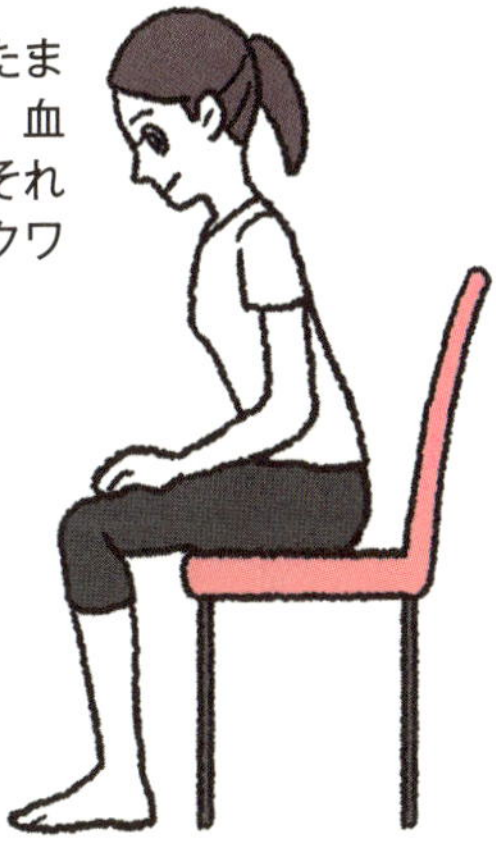

いすに腰を下ろし、
手を太ももの上に置いたまま、
上半身を前方へ屈めて、
「く」の字の姿勢を作ります。

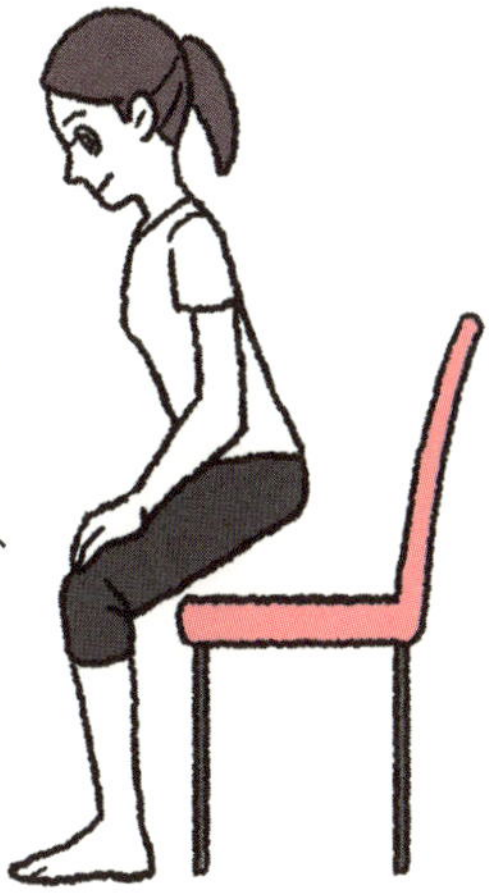

太ももに力を入れて、
いすから腰を
15～20cmほど浮かせ、
その姿勢を数秒間
キープします。
再びいすに腰を下ろして、
①～③を
10回繰り返します。

「手足ぶるぶる体操」で血流を良くする！

家でリラックスしながらできるのが、手足ぶるぶる体操です。床に寝転がって手足をぶるぶるさせるという簡単な動作ですが、血流を良くしてくれます。

心臓から送りだされた血液は動脈を通って全身に行き渡ったあと、静脈を通って再び心臓に戻ってきます。しかし、長い時間立ち仕事をしたり座りっぱなしでいると、手足や下肢からの血液が戻りにくくなり、血管内に血栓ができやすくなります。下肢にできる深部静脈血栓症は脳梗塞の原因ではありませんが、肺塞栓症の原因になります。

やり方は簡単です。仰向けになって寝転んだら、両手両足を上げて、ぶるぶる揺らしましょう。1分間続けたら、1分間休憩。これを数回繰り返します。

最初はあまり無理をせず、腕や足の力を抜いて、気持ちよく揺らすとよいでしょう。全身がほぐれてリラックスにもつながります。また、ベッドの上など、やわらかい物の上では腰に負担がかかることもあるので注意しましょう。

●家の中でも簡単にできる手足ぶるぶる運動

手足ぶるぶる運動は、床に仰向けになって行う運動です。血行をよくし、全身をリラックスさせる効果があり、高血圧も改善できます。

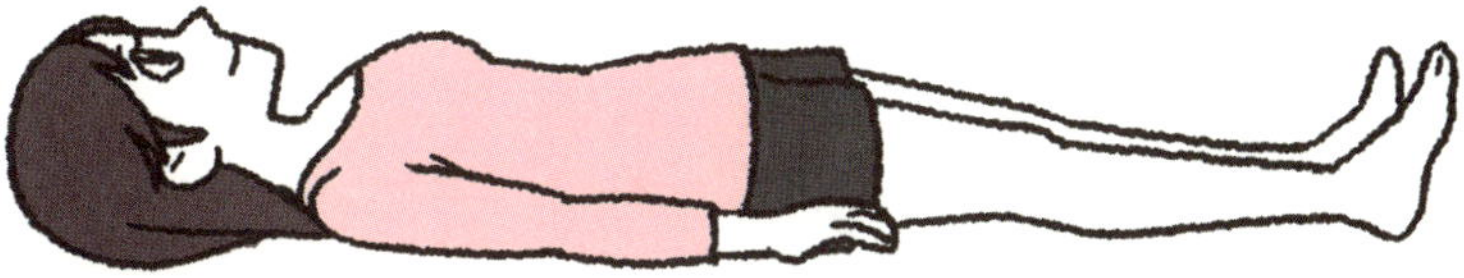

床に仰向けに寝て、
手足の力を抜き
自然に伸ばします。

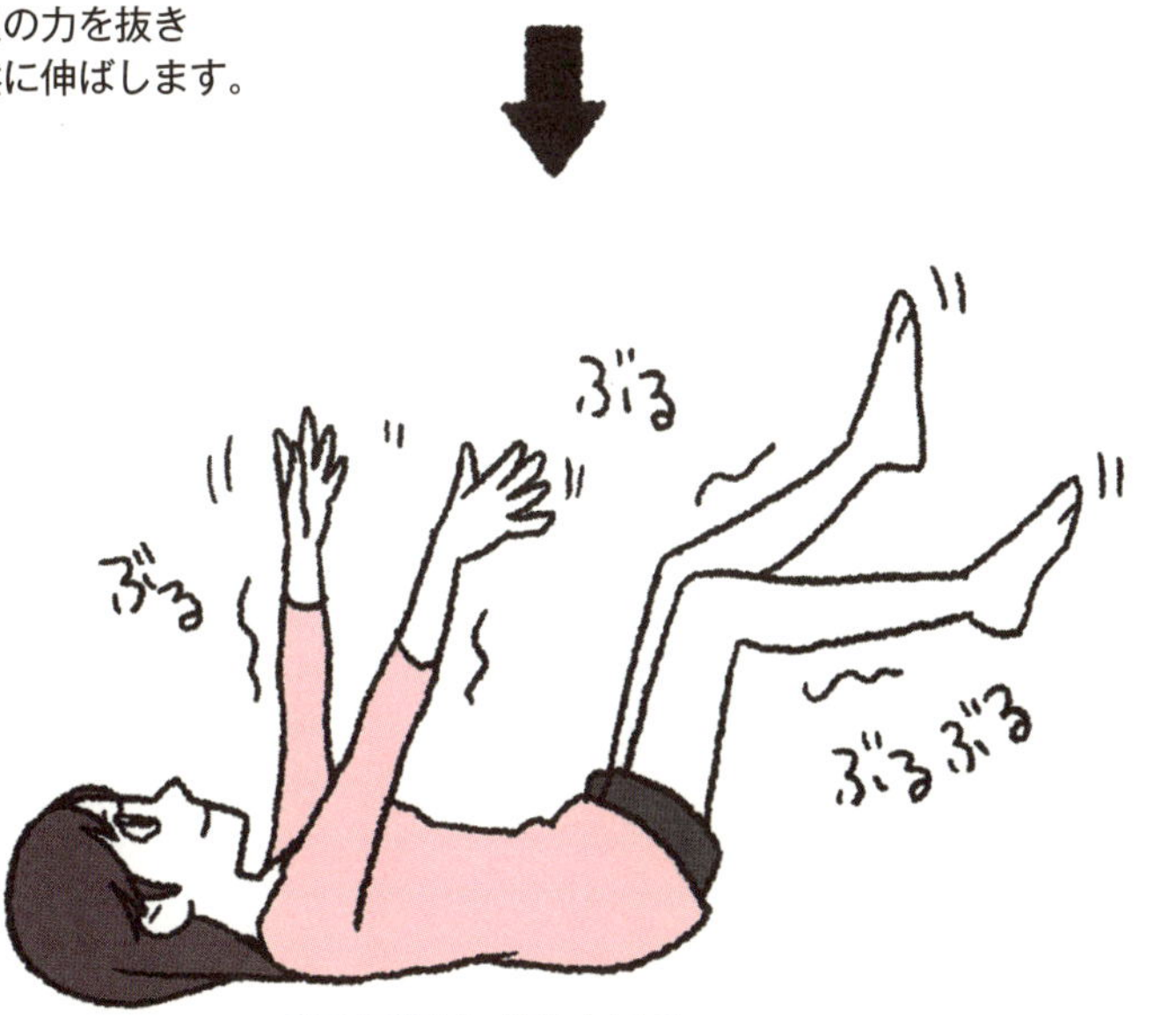

手足を真上に持ち上げて、
両腕と両足をぶるぶると震わせます。
2分間続けて2分間休憩、これを数回続けます。

腕と上半身のエクササイズ

仕事で一日中パソコンを使っていたり、デスクワークなどでずっと前かがみの姿勢でいる人は、意識して上半身を動かすようにしたいものです。この体操も仕事や家事のすきま時間に簡単に行うことができます。

①背筋をまっすぐ伸ばして立ち、両足を肩幅の広さに開きます。
②両手はこぶしを握ってグーを作り、そのまま両腕を胸の前で交差します。
③今度は息を吸いながら両手を広げ、両手もパーの状態に広げます。

この動作を10回行います。

両腕を胸の前で交差するときは、おへその下あたりに力を入れるイメージで。視線を床に落として少し首を前に傾けます。腕を広げるときは、いい空気を吸い込むイメージで、視線を斜め上に向けて少し胸をそらしましょう。

緊張と弛緩のメリハリをつけて行うと効果的です。

●腕と上半身のエクササイズ

①両足を軽く開いて立ちます。

②おへその下に力を入れて、
両手を強く握り胸の前で両腕をクロスさせます。

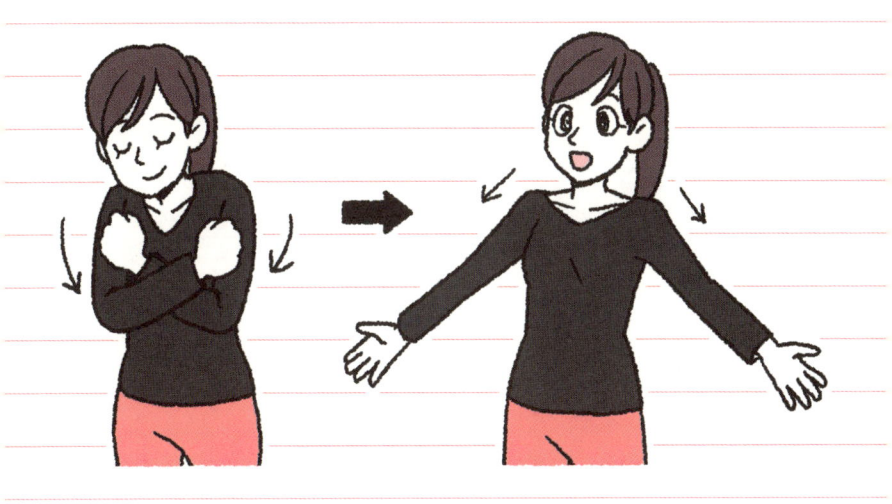

③そこから、深呼吸をするように両腕を開いて、
両手もパーの状態にします。

④この動作を1日3～5分、1日3回ほど行ってください。

脳梗塞を防ぐためにもストレスと上手に付きあう

強度のストレスは脳梗塞の危険因子であることはすでに述べましたが、現代の日常生活においてはストレスをまったくなくすことは不可能ともいえます。

そこで、むやみにイライラするのではなく、適度なストレスを前向きなものとして捉えてみることをおすすめします。やる気や心地よい緊張感を促すものとして、ストレスを受け止められるように意識することも大切ではないでしょうか。

特に日本人はあまり感情を表に出さないため、ストレスをため込みやすい傾向がありま す。しかし、思い切り笑う、泣くといった感情の発散がストレス解消に役立つことは誰もが経験していると思います。

ときには落語の寄席へ行って大笑いする、気の置けない友人と笑い合う、涙を誘う映画や演劇を鑑賞してみるなど、気分転換をはかりましょう。

スポーツや趣味の時間を持つなど、自分流のストレス解消法もぜひ見つけてください。

●簡単なストレス解消法

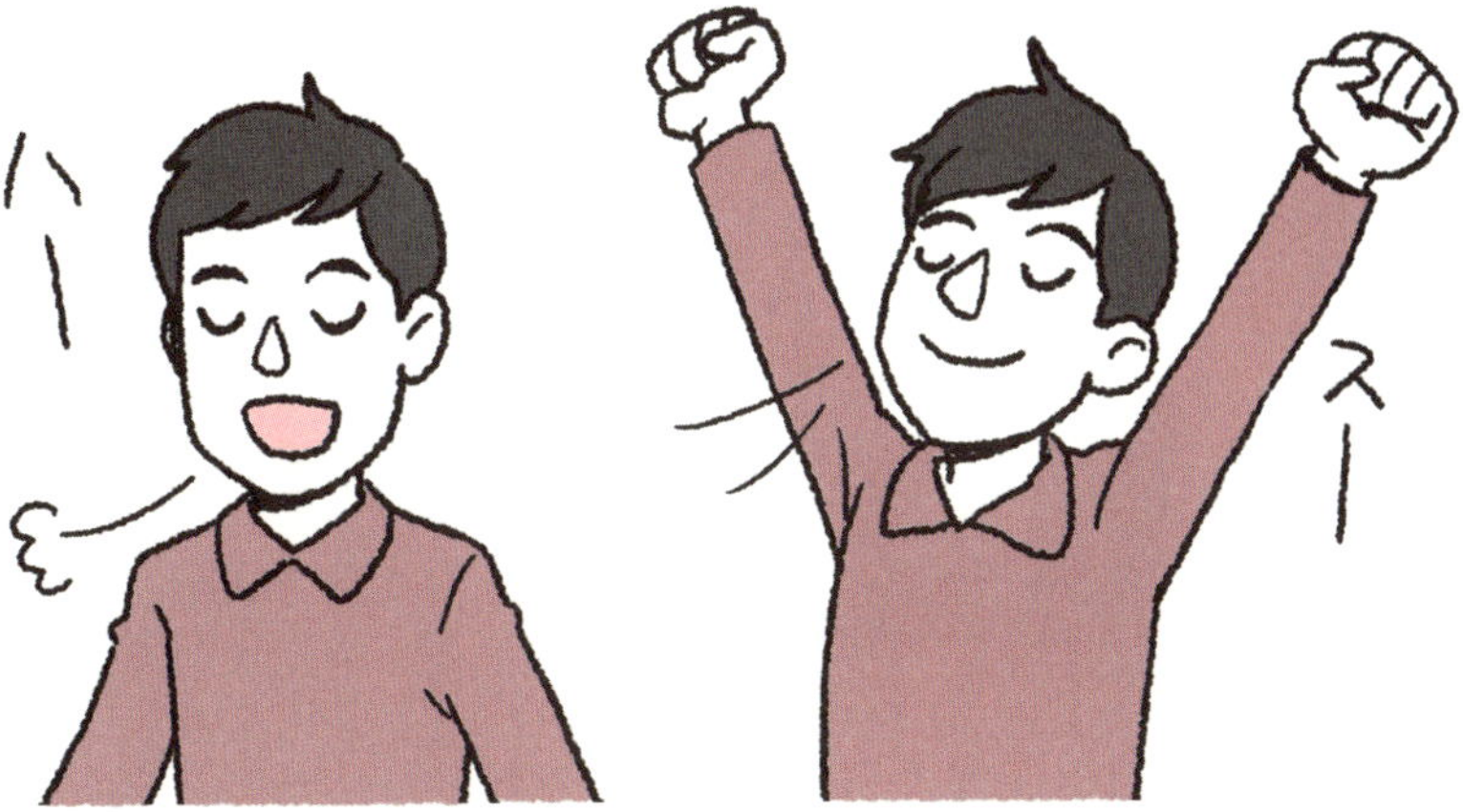

①
ストレスを感じたら大きく深呼吸をしましょう。

②
絵を描くなど
好きな趣味を
持つことも
ストレス解消に
効果的です。

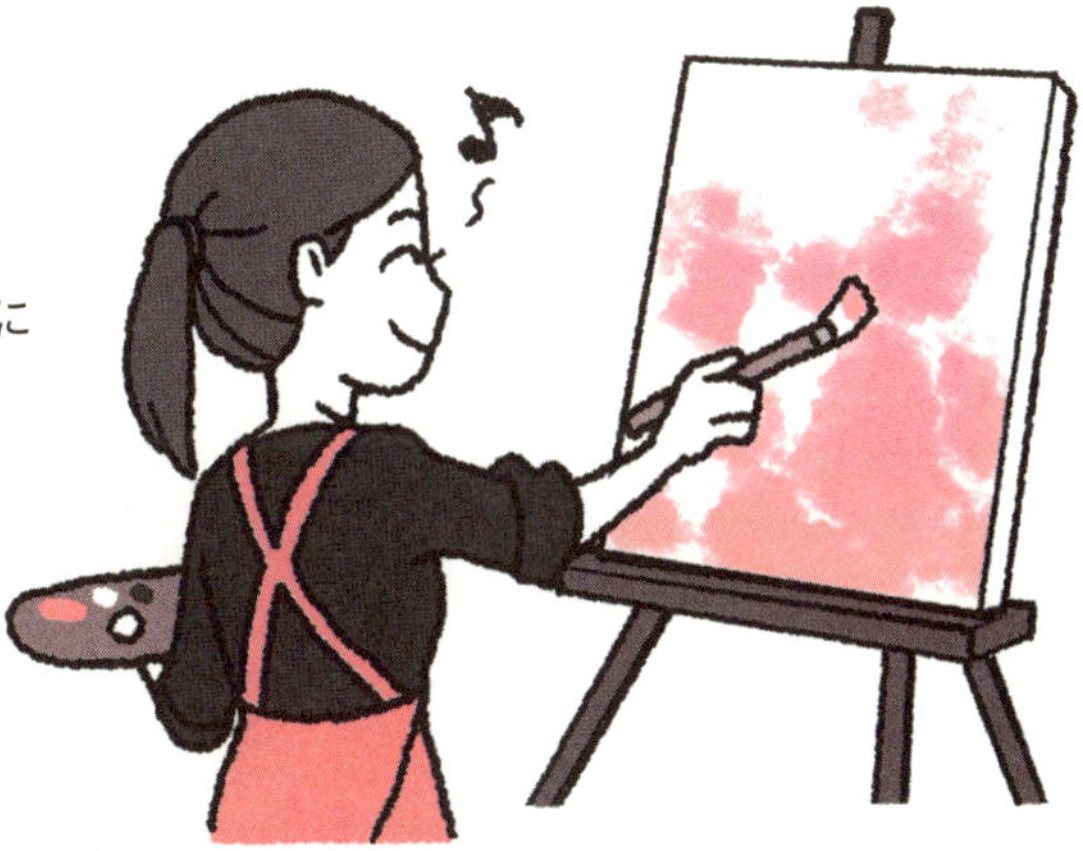

良質な睡眠は血管をいたわる

睡眠しているときに分泌される成長ホルモンは、新陳代謝を促し体のダメージを修復する働きをします。また、睡眠中は1日のうちで血圧が最も安定するときです。昼間の高い血圧によって傷ついた血管を修復する時間でもあるのです。

逆に睡眠中も血圧が高いままだったり、不規則な生活をしていると、睡眠による修復作用が十分に働かないことになります。

良質な睡眠を効率よくとるためには、体内時計のリズムを規則正しくすることが大切です。脳から分泌されるメラトニンという睡眠ホルモンは、朝、太陽の光を浴びることで分泌が止まり、その後14~16時間後に分泌を再開します。つまり、朝6時に起きる人なら、夜10時には眠くなるのが健康的な体内時計のリズムなのです。

睡眠時間は1日7~8時間とることが必要とされています。もちろん個人差はありますが、睡眠不足にならないよう、質の良い睡眠を効率よく取ることを心がけましょう。

●夜の睡眠で血管ケア

（1）
夜眠っている間は、
心臓の負担が減り、
1日の中で最も血圧が
安定する時間帯です。

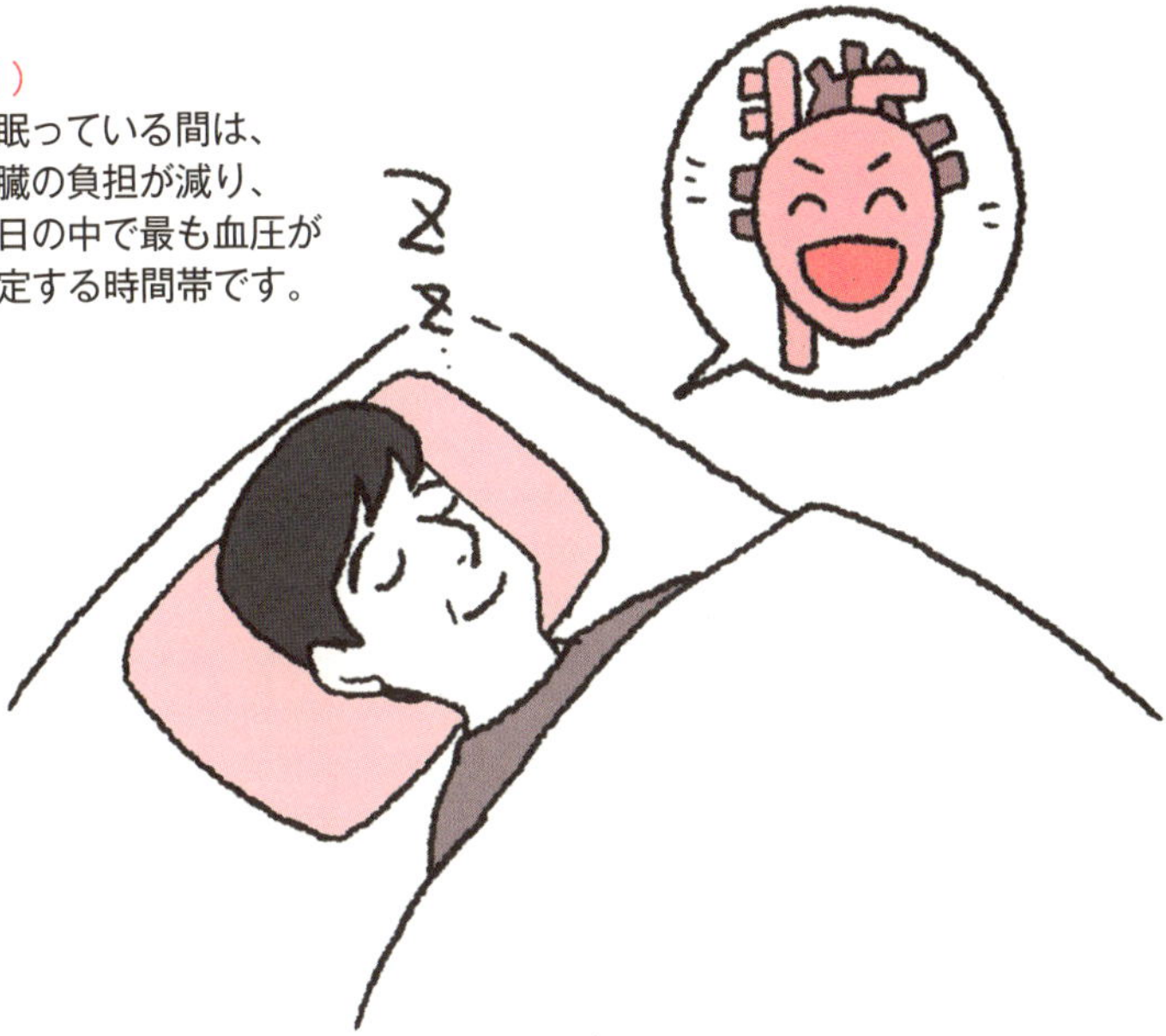

（2）
夜の睡眠は、昼間の高い
血圧によって
傷ついた血管を修復する
時間帯でもあります。

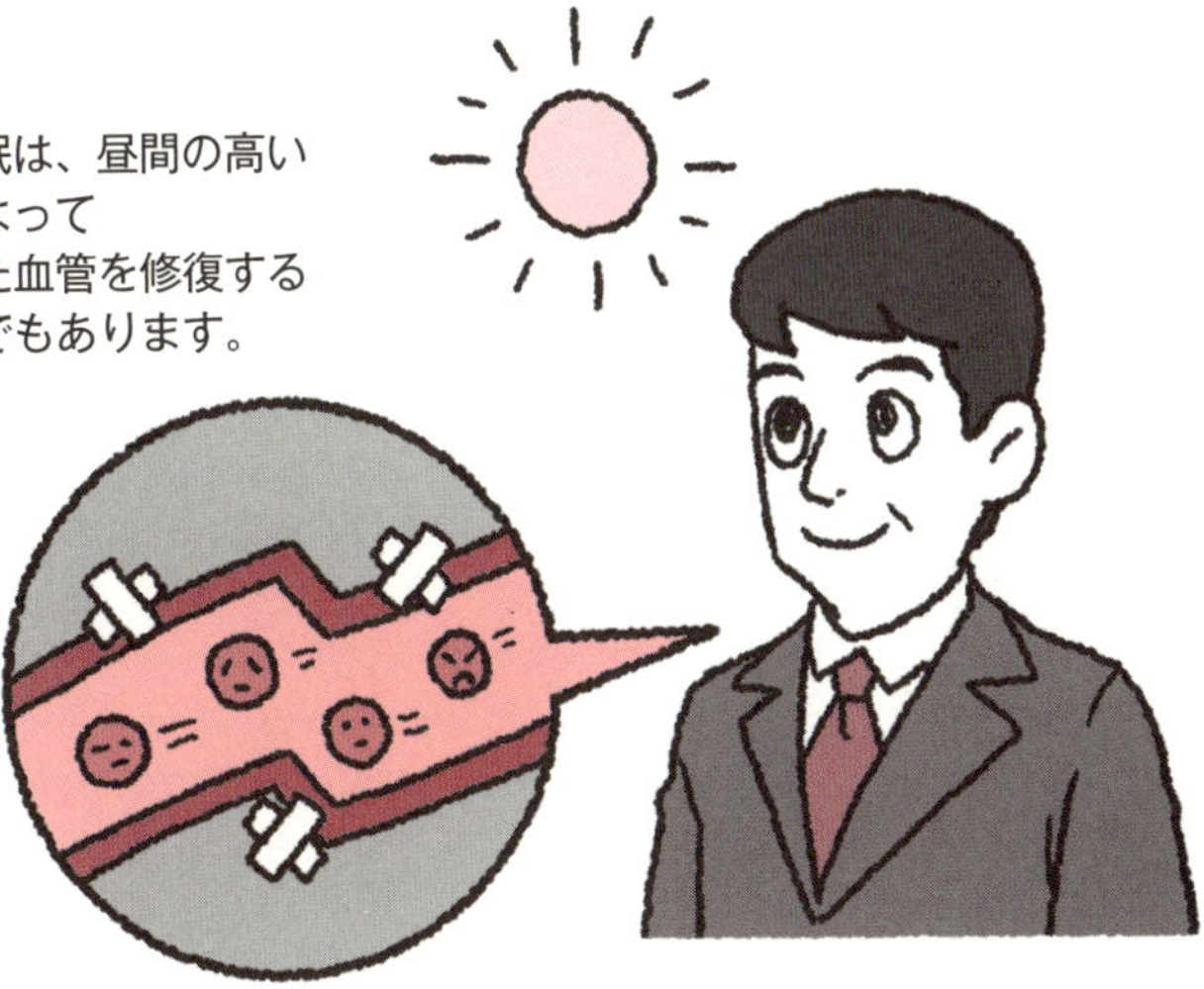

理想の入浴法はぬるめのお湯に短時間

入浴はさまざまな健康効果をもたらします。お湯に浸かって全身を温めると、体のすみずみまで毛細血管が広がり血流を良くしてくれます。シャワーで済まさず、ぜひ入浴することをおすすめします。

ただし、のぼせるほど熱い湯は禁物です。入浴直後に血圧が急上昇してしまいます。38～40度のぬるめのお湯に短時間だけ入るのが理想的な入浴法です。入浴した後は、十分に水分補給をしてください。

なお、サウナは健康に良いイメージがありますが、あまりおすすめできない習慣のひとつです。サウナで大量の汗を流していると体内の老廃物が出て気分はすっきりするかもしれませんが、脱水により血液が濃くなり、脳梗塞を招くリスクが高まります。また、心房細動も誘発されやすくなるので高齢者や脳梗塞の既往がある人は控えたほうがいいでしょう。

●入浴温度に注意しよう

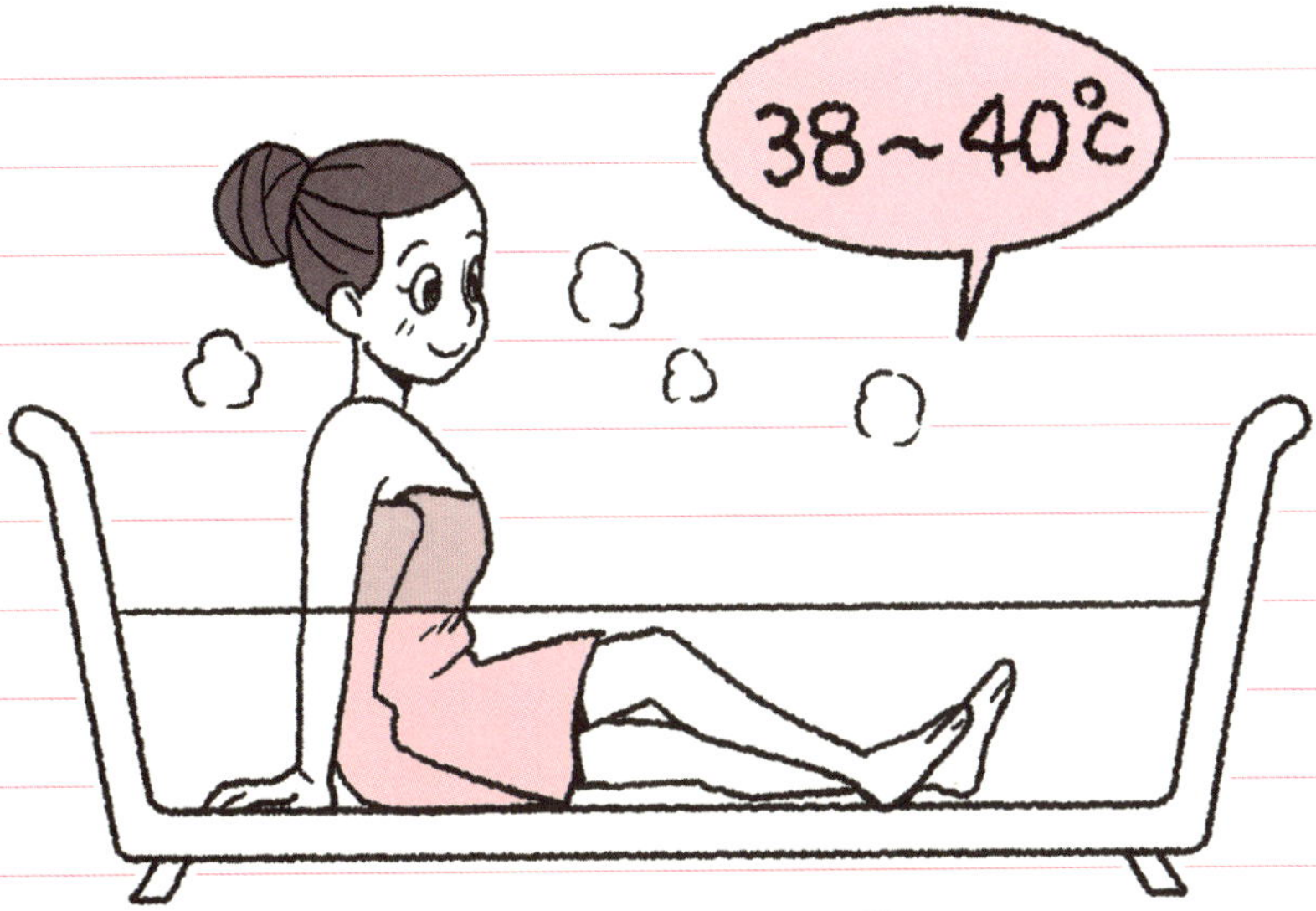

お風呂の温度は
38～40度の
ちょっとぬるめかなと
感じる程度の
湯に入るのが基本で、
42度以上のお風呂は
避けたほうがいいでしょう。
熱い湯は、入浴直後に
血圧が急上昇し、
心臓に負担をかけます。
入浴した後は、
十分な水分を摂ってください。

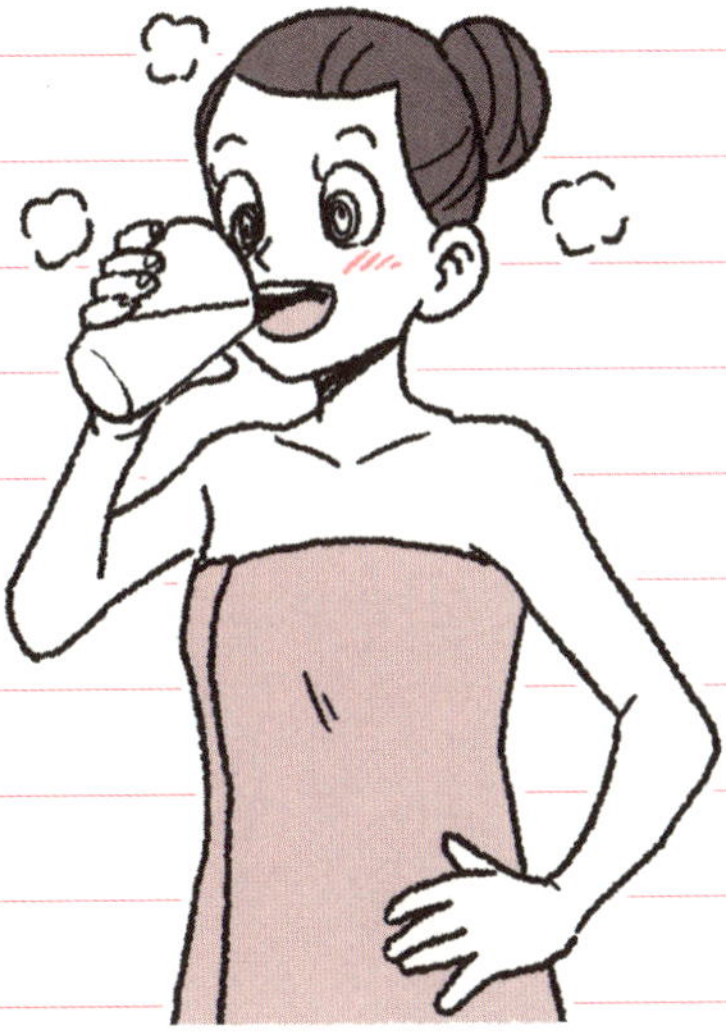

脱水は脳梗塞の引き金
こまめに水分補給をする！

暑い夏や運動のあとは、水分の不足に特に気をつけてください。

大量に汗をかいて体内の水分が不足すると、血液がドロドロになって血流が悪くなります。脳の動脈硬化が進んでいる場合、濃くなった血液が血管の狭くなったところで血流を妨げ、脳梗塞を起こすことにつながってしまいます。

特に高齢者は、喉の渇きを感じにくくなるため、自覚のないまま脱水状態になっていることがあるので注意が必要です。

喉が渇いていないときも、水分をこまめに摂る習慣をつけましょう。お茶やコーヒー、ビールなどは利尿作用があるのでおすすめできません。水がいちばん適しています。大量に飲む必要はありません。コップ1杯でも十分です。

また、人は寝ている間にも汗をかきますので、就寝前と起床後にやはりコップ1杯の水を飲むと効果的です。同様に運動の前後や入浴後も必ず水分補給をしましょう。

●かぜや下痢のときには しっかり水分補給

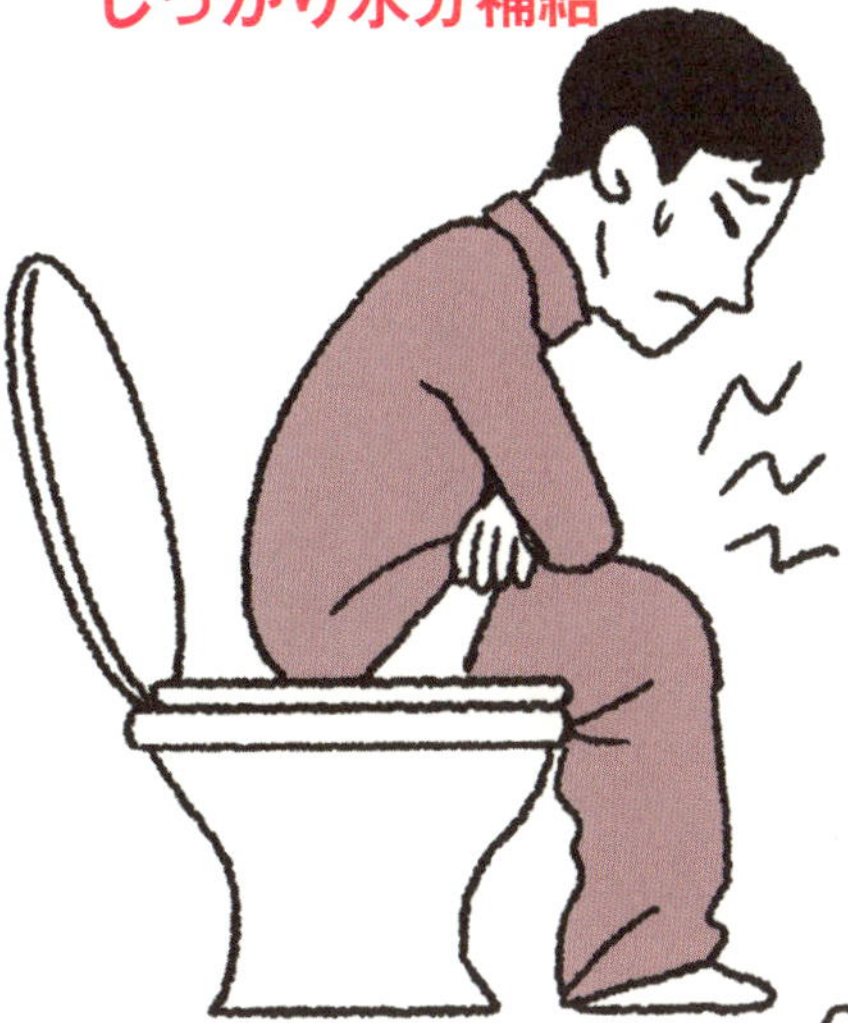

かぜをひいて
微熱があるときや
下痢のときは、
健康なときよりも
はるかに脱水症状を
起こしやすくなります。
このようなときは
水分補給をこまめに
行いましょう。

水分は、糖分が多い
清涼飲料水や
カフェインを含む
コーヒーやお茶よりも、
湯ざましや
ミネラルウォーターを
選びましょう。

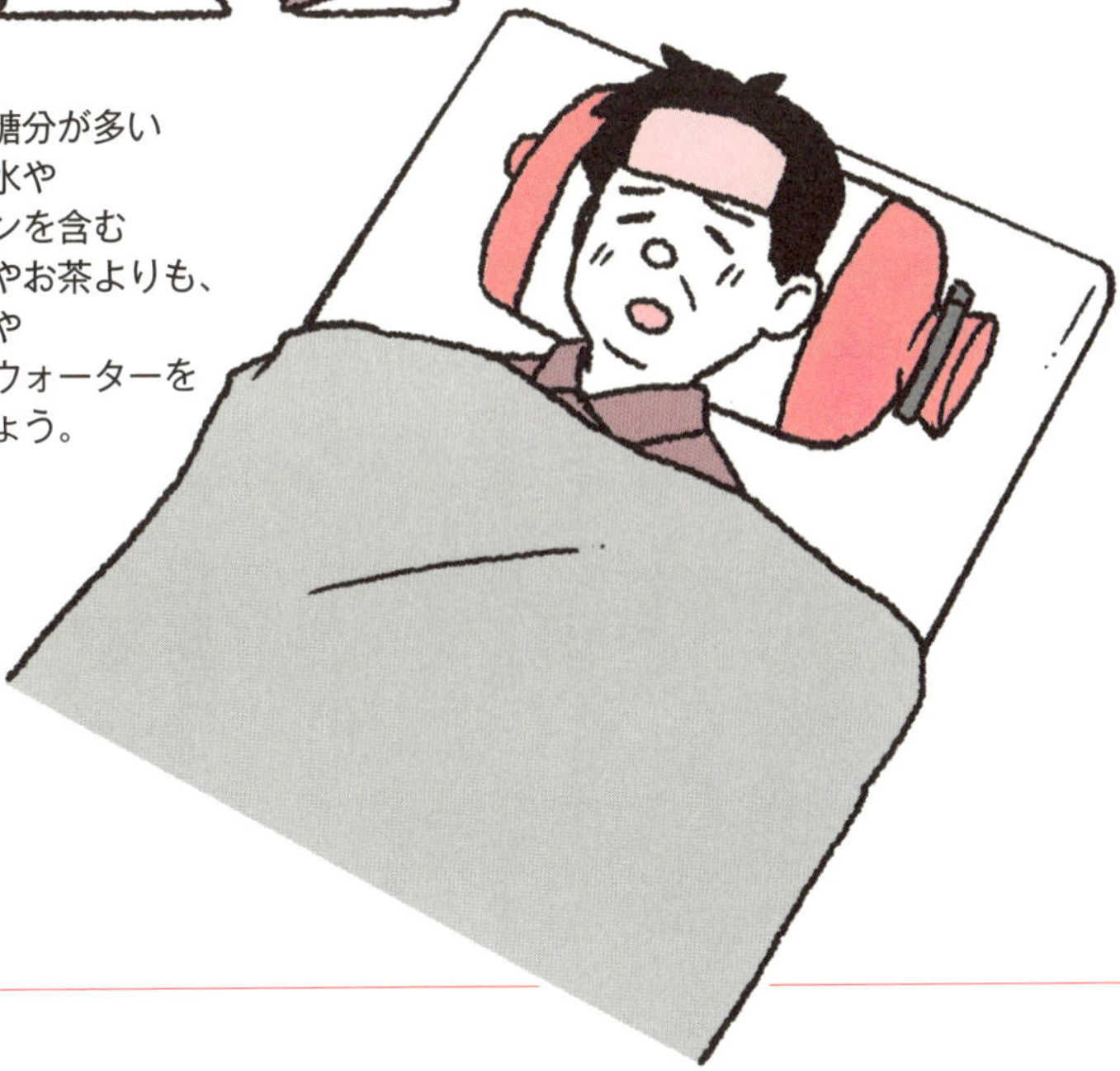

脳梗塞予防のために注意すべき時間帯！

脳梗塞は、急激に麻痺やしびれなどの神経症状を起こす病気ですが、脳梗塞には、発症しやすい危険な時間帯が存在しています。

左のグラフはそのことを顕著に表しています。脳梗塞の発症数は、早朝6時頃から急激な増加を見せ、午前中の早い時間帯に極めて多く発生していることが分かります。

これは睡眠中の発汗により体内の水分が不足してしまい、血液が粘り気を帯びてドロドロになり、結果として血管が詰まりやすくなっていることが原因と考えられています。

また、この時間帯は起床後に備えて体が血圧を上昇させるなど、血圧が変動しやすい時間帯でもあるため、さらに発症しやすい状態になっていると考えられます。

前項でも水分補給の大切さを述べましたが、脳梗塞の予防のためには就寝前後の水分の補給がたいへん重要であることが理解いただけると思います。

特に起床後はまず水を飲むとともに、血圧を急上昇させないことを心がけましょう。

●脳梗塞を発症しやすい時間帯

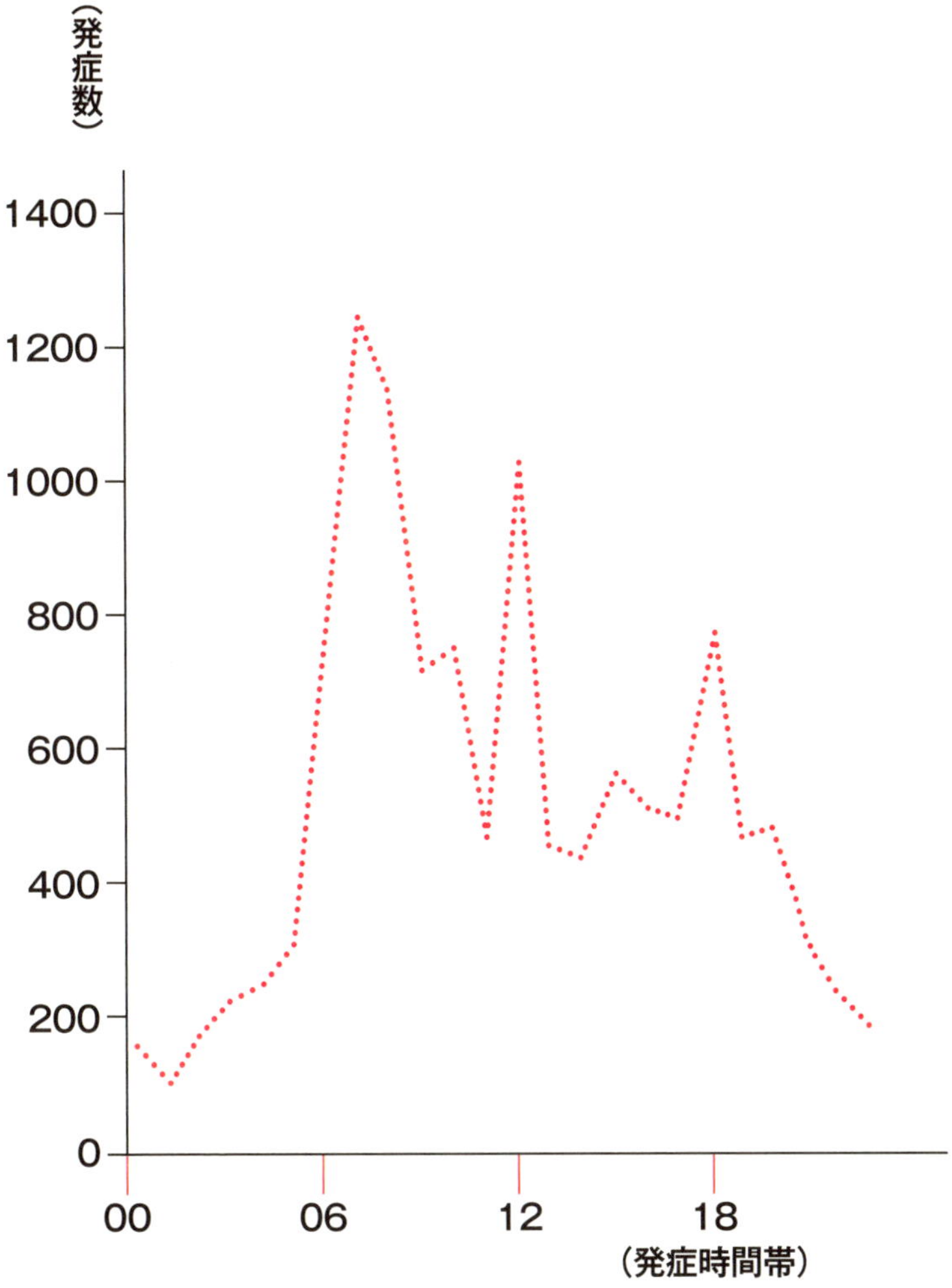

参考資料：小林祥泰「脳卒中データバンク　2005」

脳梗塞予防のために注意すべき季節！

脳梗塞を発症しやすい時間帯があるのと同様に、季節もまた、脳梗塞の発症と関わりがあると考えられます。

季節ごとの発症数を調べた調査によると、左のグラフのように、夏に最も多く発症していることが分かります。つまり、夏場は脳梗塞の予防に特に注意しなければならない季節ということになります。

原因はやはり、夏の暑い日や炎天下ではたくさん汗をかき、体が脱水状態に陥りやすいためです。

特に高齢者は加齢による動脈硬化が進んでいるため、少し血液が濃くなるだけでも血栓ができやすく、水分補給には十分に気を使わなければなりません。

夏の暑い時間帯にゴルフやウォーキングなどの運動をする場合は、特にこまめな水分補給を心がけてください。

●季節ごとの発症数

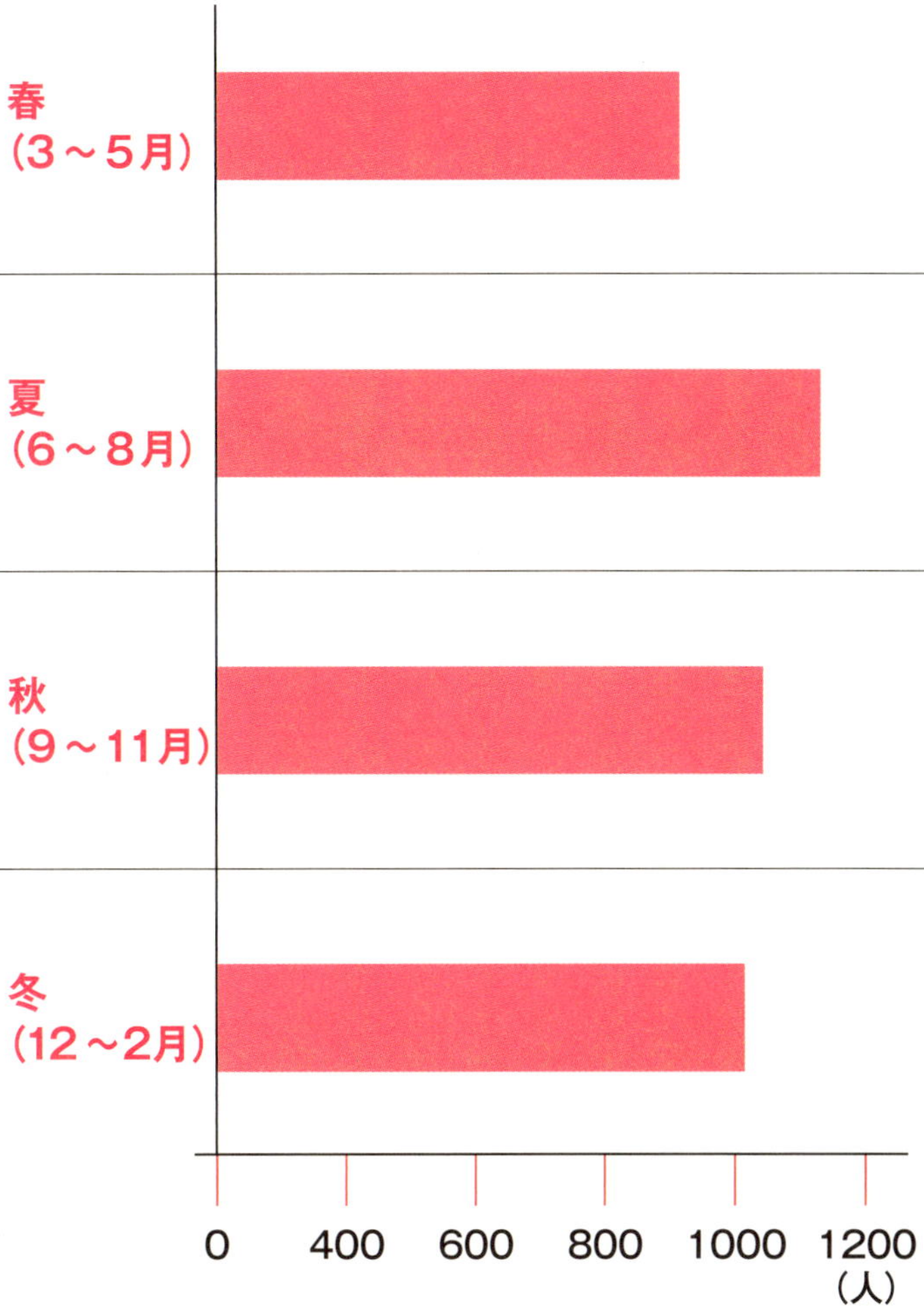

参考資料：山口武典ほか「脳梗塞急性期医療の実態に関する研究」より

急激な気温差による血圧変動を防ぐ工夫を

脳梗塞の発作は、血圧が急激に上がったときに起こりやすいことが分かっています。脳梗塞の予防のためには、普段から血圧が変動しないように工夫をしましょう。

例えば、急激な気温差に気をつけてください。夏に暑い屋外から帰ってきて、急に冷たいエアコンの風に当たると、血管が収縮して血圧が急上昇してしまいます。

同じように、冬場も環境によって寒暖差が激しくなる季節ですので、十分に注意が必要です。例えば、お風呂で急に熱いお湯に浸かったり、暖かい布団の中から出て寒いトイレで用をたしたり、朝、いきなり冷たい水で顔を洗ったりなどは避けてください。

冬はお風呂と脱衣所の温度差が激しくなりますので、脱衣所に暖房器具を設置することをおすすめします。同様にトイレにも暖房を置くか、便座暖房や便座カバーで寒さ対策をしてください。また、冬の外出時には帽子や手袋、マフラーなどでしっかり防寒することも大切です。

●血圧を急上昇させない工夫

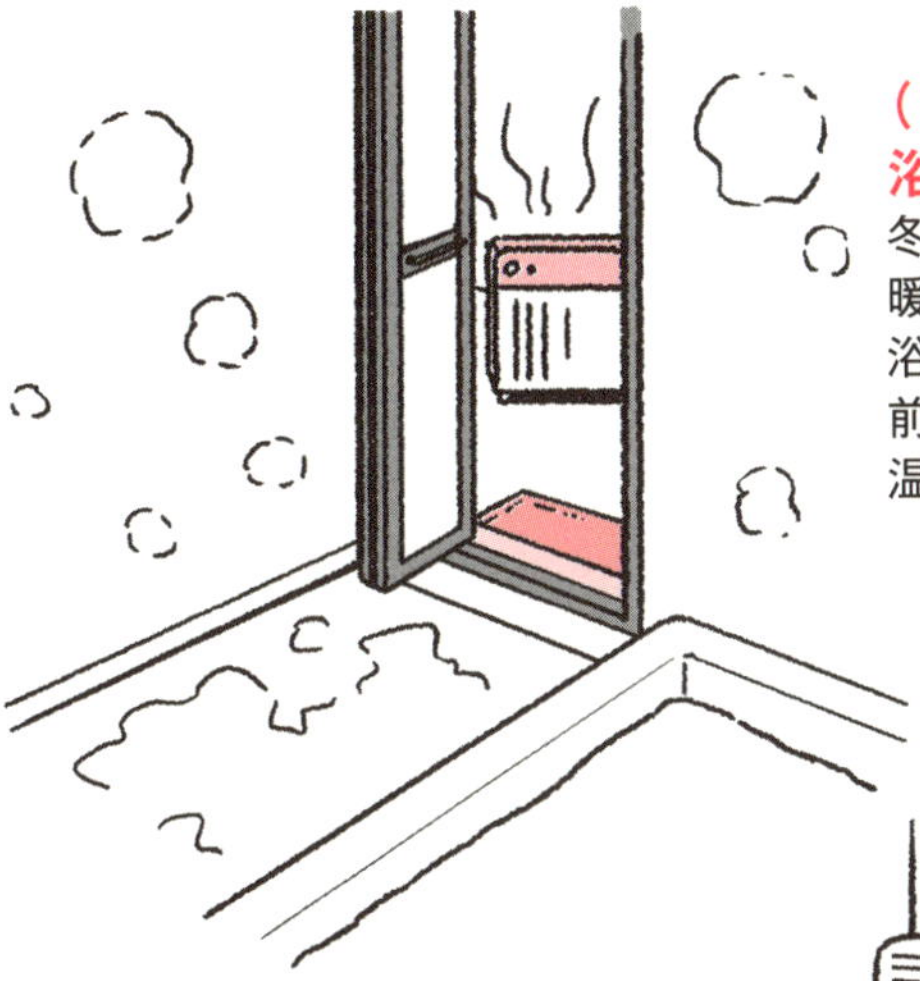

（1）
浴室と脱衣所

冬季は脱衣所に
暖房を用意します。
浴室の床には熱い湯を
前もって流して
温めておきましょう。

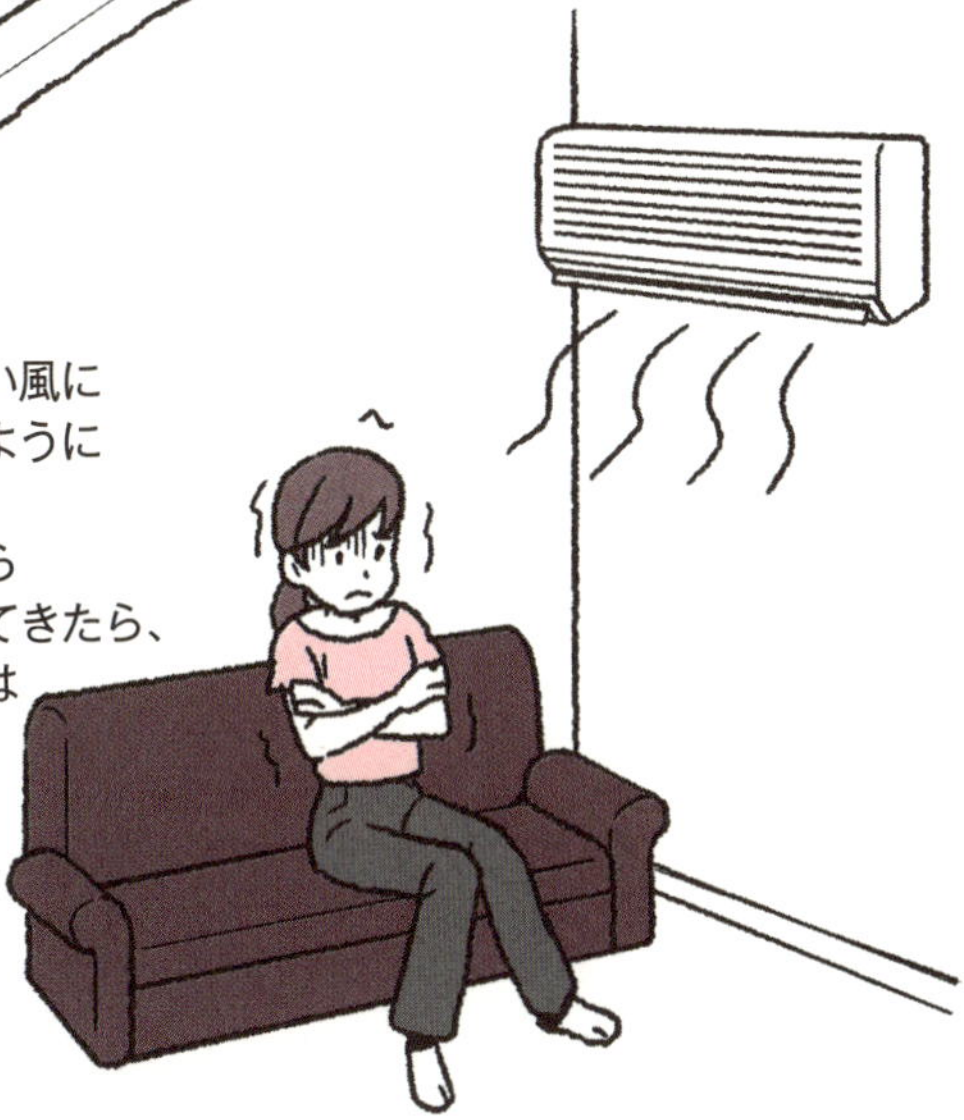

（2）
夏のエアコン

エアコンの冷たい風に
直接当たらないように
しましょう。
特に暑い屋外から
汗をかいて帰ってきたら、
冷風に当たるのは
さけましょう。

（3）
こんなことにも注意

トイレを我慢したり、息むのもよくありません。
また、疲れたり、イライラして血圧が上がっていると感じたら、
20～30分ぐらい横になって休むと血圧が下がって安定します。

怒ったり、びっくりするのは高血圧や脳梗塞の大敵!!

脳梗塞を発症した人には、頑張り屋で負けず嫌いのA型性格（78ページ参照）の人が多い傾向がありますが、高血圧の人にも同じ気質の人がよく見られます。A型性格の人が抱えがちなストレスが高血圧を招き、同時に脳梗塞を発症する危険も引き寄せているのです。

これと同様に、怒ったり、びっくりすることも、高血圧や脳梗塞の誘因となります。普段から喧嘩や言い争いはなるべく避けるように心がけてください。

例えば、深夜の睡眠中に電話の呼び出し音が鳴ると、びっくりして血圧が急激に上昇します。寝室に電話を置かないようにするなどの工夫をしましょう。

また、トイレを我慢するのも高血圧の大敵です。我慢している間は血圧が高くなっています。排尿すると反動で血圧が急激に下がり、立ちくらみやめまいを起こします。

このような血圧の急激な変動は、脳梗塞の引き金になりやすいので、日頃から十分に気をつけてください。

●怒ったり、驚いたりは禁物

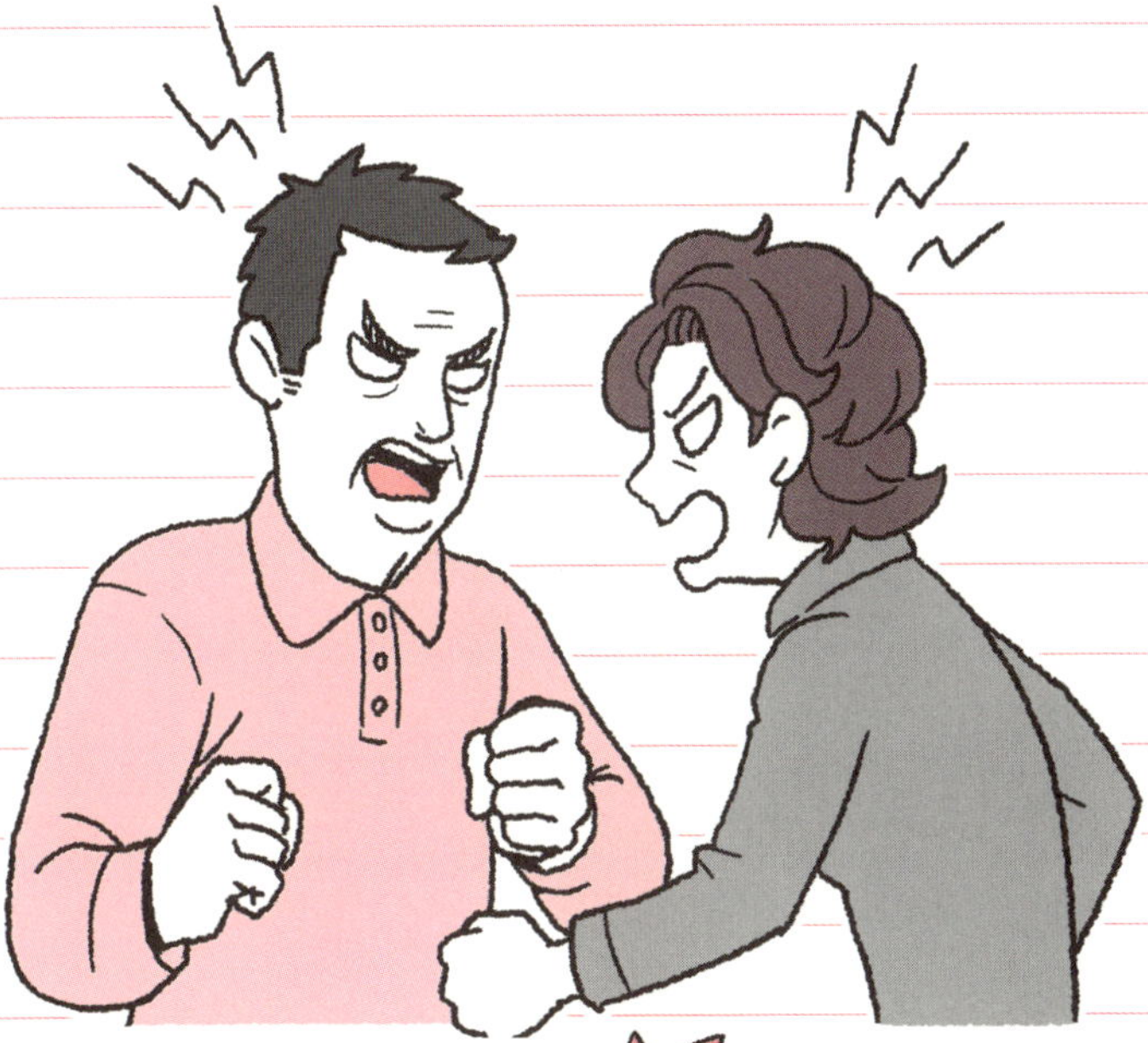

喧嘩や言い争いをして
カッとなると
血圧は急上昇します。
強いストレスになる
喧嘩はしないように
しましょう。

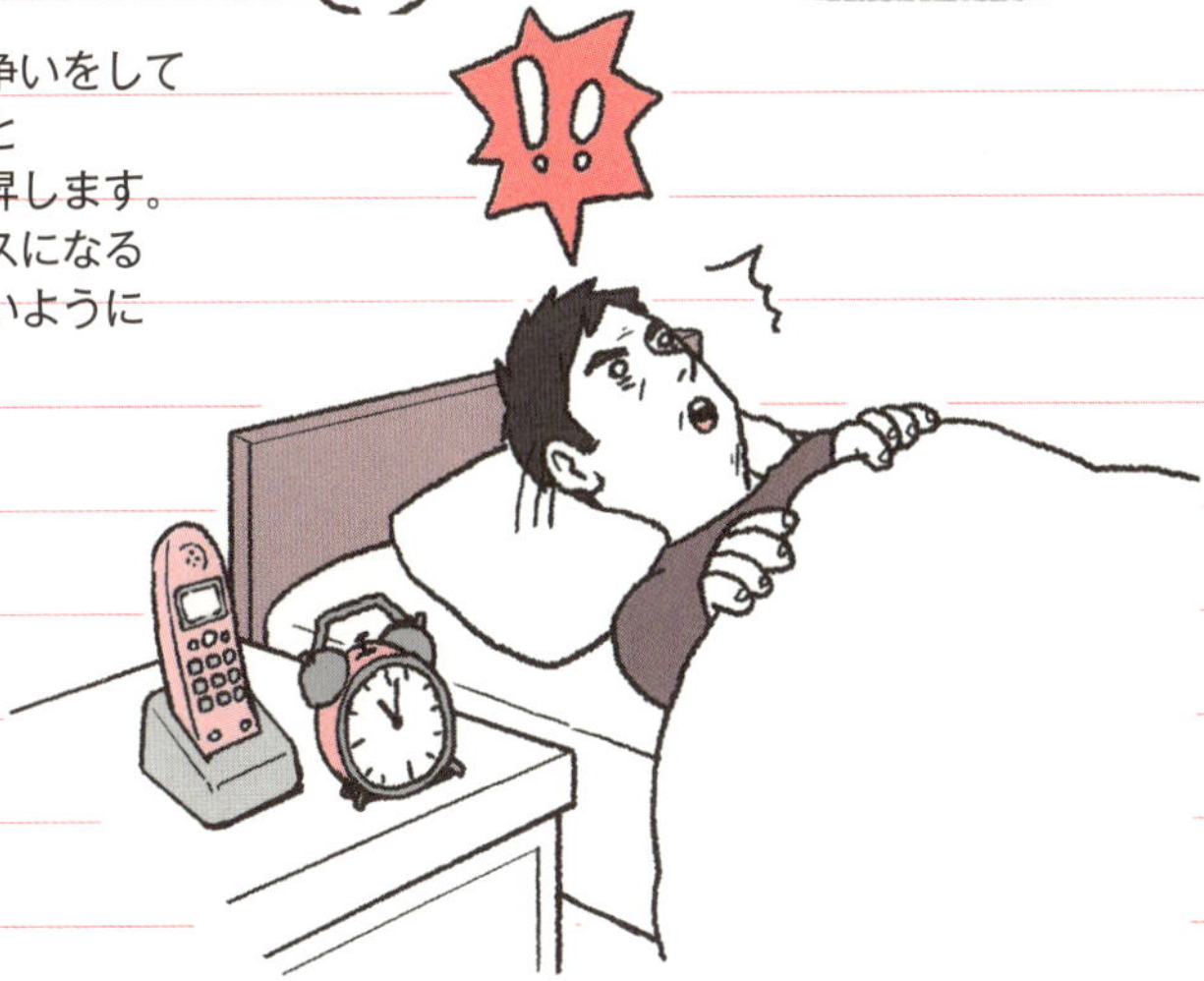

肥満と脳梗塞の予防に便秘解消は必須

肥満は脳梗塞の危険因子のひとつですが、肥満の人には便秘で悩んでいるケースが多く見られます。

肥満の人の小腸や大腸は、内臓脂肪に押さえつけられて十分に広げることができず、排便がうまくできなくなっています。

便秘が慢性化すると代謝が低下し、ますます脂肪をためやすい体質になってしまいます。脂肪をためにくい体を作るには排便も大切な要素なのです。

便秘が続くと高血圧や動脈硬化が進み、脳梗塞のリスクも高くなります。さらに便秘症の人がトイレで力んだことがきっかけで脳梗塞を起こすケースもあります。

便秘解消のためには、規則正しい生活、ストレスの解消、食物繊維の摂取、適度な運動習慣が欠かせません。便秘が解消されれば中性脂肪の減少につながり、内臓脂肪を減らすと血糖値も下がるなど、いいこと尽くめなのです。

●便秘の解消で中性脂肪を改善

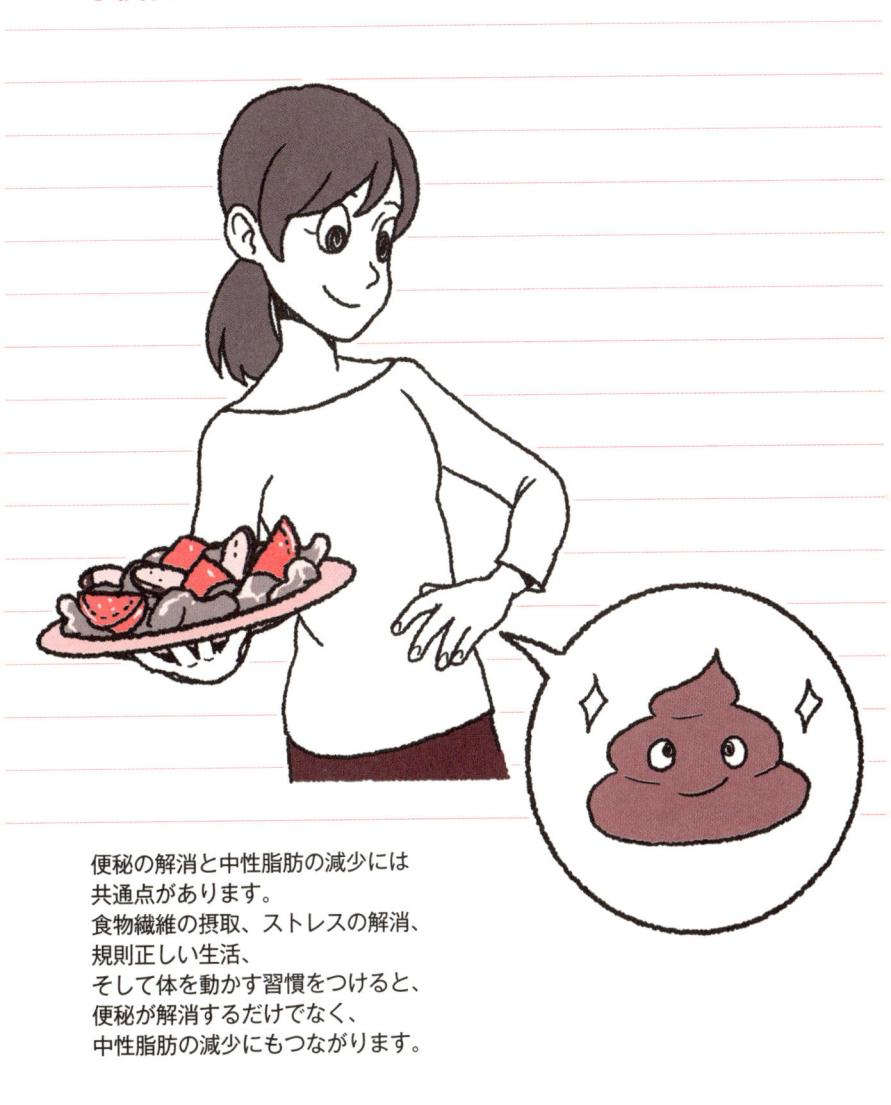

便秘の解消と中性脂肪の減少には
共通点があります。
食物繊維の摂取、ストレスの解消、
規則正しい生活、
そして体を動かす習慣をつけると、
便秘が解消するだけでなく、
中性脂肪の減少にもつながります。

女性の低用量ピルや薬物乱用が危険

女性のなかには、月経困難症の治療のため低用量ピルを服用している人もいると思います。しかし、ピルには血液を凝固しやすくする作用があるため、脳梗塞を引き起こす可能性を否定できません。

特に、動脈硬化の危険因子をいくつか持っている人や、画像検査で脳梗塞が見つかった人、過去に脳梗塞や一過性脳虚血発作（ＴＩＡ）を起こしたことがある人は、低用量でもピルは飲まないほうがいいでしょう。

閉経期をすぎた女性が更年期障害の改善のために行うホルモン補充療法も気をつけてください。危険因子がある場合は脳梗塞を起こしやすくなります。

また、一般的な睡眠薬や鎮痛剤なども、乱用すると脳の血管が痙攣して収縮し、血管攣縮を起こす可能性があります。血管攣縮は脳梗塞の発症につながるため、薬物乱用には注意しなければなりません。

●薬の飲み過ぎは危険

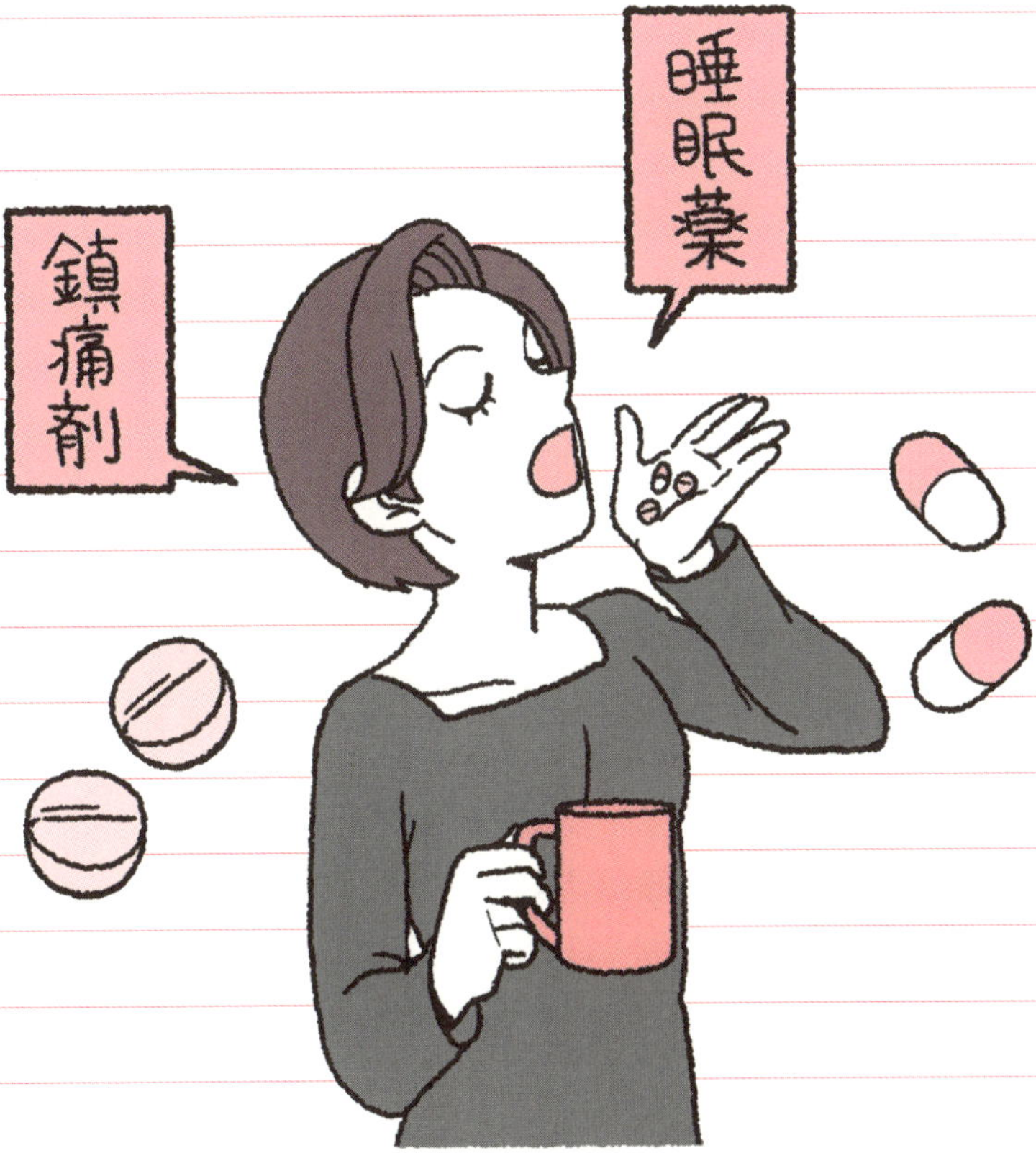

病気治療のために医師に処方された薬も、
なるべく飲まないほうがいいといっているわけではありません。
薬物は種類によって、血液が凝固しやすくなる成分を
含んでいるものが少なくありません。
どんな薬を飲む場合も使用上の説明書をしっかり読んで、
脳梗塞のリスクをできるだけ避けてください。
特に女性は生理時の鎮痛剤、不眠に悩んでいる人は
睡眠薬などの飲用には十分に注意しましょう。

コラム

運動はいつやるのが効果的？

本章では、脳梗塞を予防する運動習慣として、１日20～30分程度の有酸素運動をおすすめしました。

では運動は、１日のうちのいつ行うのがより効果的なのでしょうか？

最も適切なタイミングは、「食後30分～１時間」と覚えてください。

食後30分を経過すると血糖値が最も高くなるので、そのタイミングで運動をすると、インスリンの働きを助け、血糖コントロールが効率的に行えるのです。

逆に、食前の運動は非効率的です。運動で汗を流した後に、ビールを飲んでたっぷり食べて……となると運動した意味が半減してしまいます。

なお、運動は必ずしも20～30分連続して行わなくても構いません。10分ずつ２～３回に分けて行っても効果は変わらないことが分かっています。毎食後に10分ずつの運動をちょこちょこ行う。これならば運動が苦手な人でも長続きできそうですね。

第4章

脳梗塞を予防する食事法

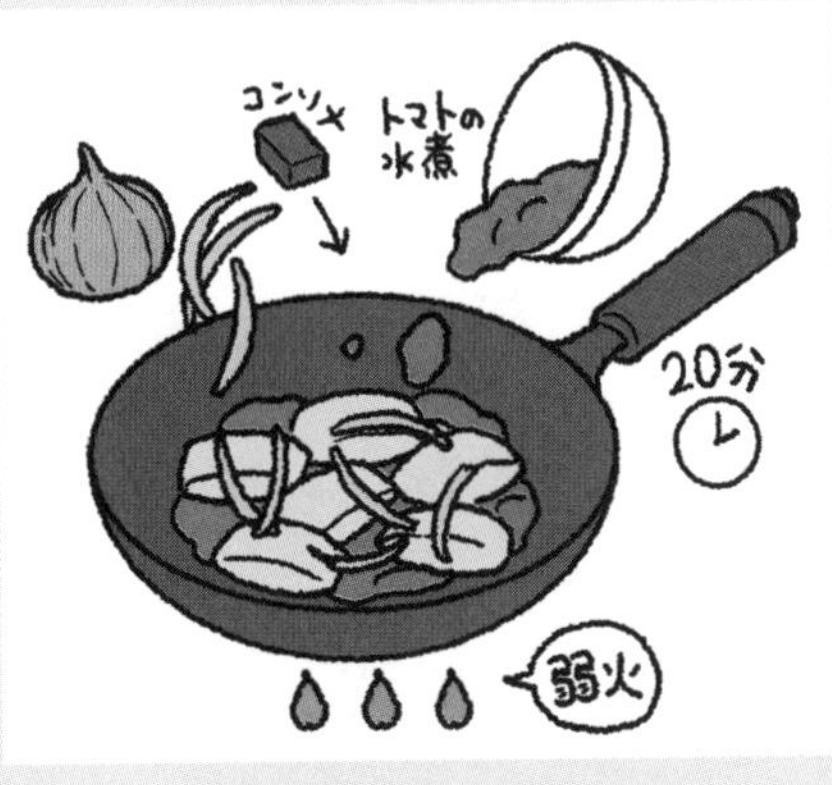

腹八分目の食事で適正体重をキープ

肥満は脳梗塞の直接的な原因ではありませんが、高血圧や糖尿病、脂質異常症といった脳梗塞の危険因子を作りだします。特に内臓まわりに脂肪がたまる内臓脂肪型肥満は、メタボリックシンドロームにつながる恐れがあるので注意が必要です。

内臓脂肪が増えると血圧を上げる物質や、インスリンの働きを阻害する物質が分泌され、高血圧や血糖値の上昇を招くことが分かっています。

肥満を防ぐために、食事は腹八分目を心がけましょう。生命を維持するための必要最小限のエネルギー消費量を基礎代謝量といいますが、基礎代謝量は加齢とともに減少します。40代、50代になって、「以前と食べる量は変わらないのに太りやすくなった」と感じるのは、基礎代謝量が減っているからです。それなのに昔と同じだけ食べていれば、太るのは当然の結果。中年を過ぎたら食事の量は若い頃の8割程度に抑え、適正体重を維持するように心がけましょう。

●BMIの求め方

肥満の程度を測るには、
一般的にはBMIという数値が使われています。
BMIと標準体重は、
次の計算式で求めることができます。

BMI＝
体重（kg）÷身長（m）÷身長（m）

標準体重＝
身長（m）×身長（m）×22

日本肥満学会による、BMI数値の評価基準は、
以下のようになっています。

BMI　18.5未満＝やせ型

BMI　18.5以上25未満＝普通体型
（BMI　22＝標準体重）

BMI　25以上＝肥満

1日の適正エネルギー量と栄養バランスを守る

健康的な食生活を送るためには1日にどのくらいのエネルギーが必要なのか、その適正量を知っておきましょう。

1日に必要な適正エネルギー摂取量は、「標準体重」に「身体活動量」を掛けて計算します。身体活動量とは、仕事や家事や運動などで必要となるエネルギー量で、その度合いによって数値が変わります。自分の適正エネルギー量が何カロリーなのかは左の表で計算してみてください。

肥満を防止するには、適正エネルギー量の範囲内で栄養バランスのいい食事を摂ることが不可欠です。近年の日本人の摂取カロリーの推移をみると、動物性脂肪の増加が特に目立っており、これが脳梗塞の危険因子でもあるメタボリックシンドロームを招いていると指摘されています。偏った食事を避け、「糖質（炭水化物）6：たんぱく質2：脂質2」の栄養バランスを守りましょう。

●1日の適正エネルギー摂取量の計算方法

下記の式で1日の適正なエネルギー摂取量を
計算してみましょう。
通常、男性は1400～1800kcal、
女性は1200～1600kcalです。

①標準体重		②身体活動量		1日の適正エネルギー摂取量
kg	×	kcal/kg	＝	kcal

①標準体重（kg）＝身長（m）×身長（m）×22.0
②身体活動量（kcal/kg）＝以下の3つから
当てはまるものを選びます

●軽労働（デスクワークが主な人や主婦など）
25～30kcal/kg

●普通の労働（立ち仕事が多い職業）
30～35kcal/kg

●重い労働（力仕事の多い職業）
35kcal/kg～

食事抜き、まとめ食いは間違った食習慣

朝は慌ただしいから、またはダイエットのためにといった理由で朝食を抜く人が多く見受けられます。しかし、朝食を抜くと空腹感による反動で昼食や夕食にまとめ食いをしてしまいがちです。

まとめ食いをすると、血糖値が急上昇し、一度に大量のインスリン分泌が必要となります。当然、すい臓には大きな負担がかかり、血糖コントロールが乱れてしまいます。

今は健康な人でも、このような食生活を長年続けているとすい臓が弱って、やがて糖尿病を招くことになります。食事抜き、まとめ食いの悪循環は避けなければなりません。忙しい朝はバナナ1本だけでも食べるようにしましょう。

同様に早食いも血糖コントロールを乱す危険な習慣といえます。食事はゆっくりとよく噛んで、時間をかけて食べるようにしてください。白米を五穀米に替える、食パンの代わりにライ麦パンを食べるなど、あえて固い食材を摂り入れるといいでしょう。

●食事抜き・まとめ食いはＮＧ

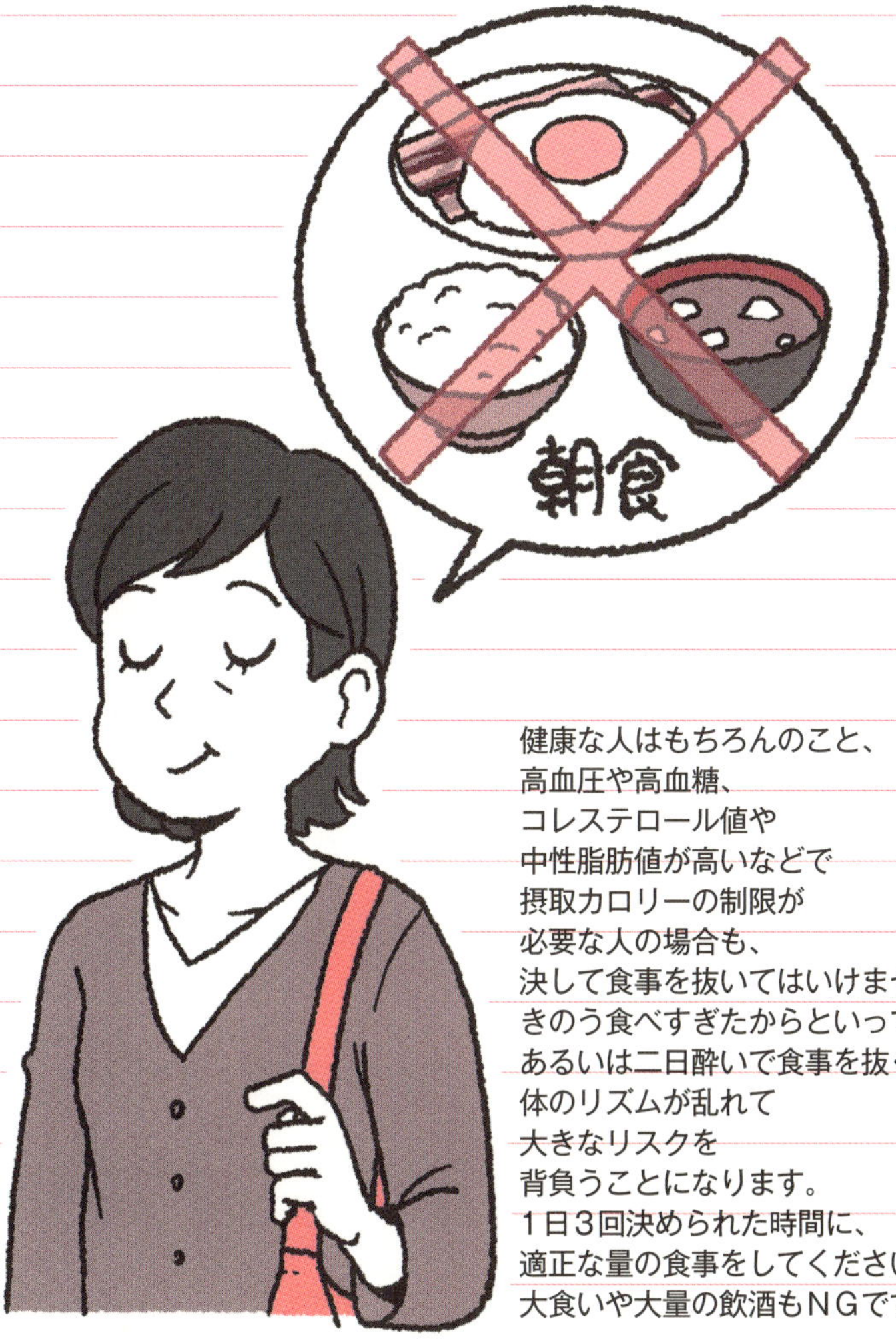

健康な人はもちろんのこと、
高血圧や高血糖、
コレステロール値や
中性脂肪値が高いなどで
摂取カロリーの制限が
必要な人の場合も、
決して食事を抜いてはいけません。
きのう食べすぎたからといって、
あるいは二日酔いで食事を抜くと、
体のリズムが乱れて
大きなリスクを
背負うことになります。
１日３回決められた時間に、
適正な量の食事をしてください。
大食いや大量の飲酒もＮＧです。

高血圧の人は減塩食が鉄則 1日6gを目標に

高血圧は脳梗塞の最大の危険因子ですから、血圧を管理することは脳梗塞の予防につながります。高血圧の人は減塩食で血圧の改善をはかりましょう。

平成24年の「国民健康・栄養調査」によれば、成人1日あたりの食塩摂取量の平均は男性11・3g、女性9・6gで、年代別にみると男女ともに50代、60代が最も多くなっています。これは年齢とともに味覚が鈍化して、濃い味付けを求めるためともいわれています。もともと日本の食事にはしょうゆや味噌などの調味料が欠かせず、食塩摂取量が多くなりがちなので、意識して控えるようにしましょう。

特に高血圧の人は、日本高血圧学会が掲げる「1日6g未満」を目標にしてください。まずは8g程度を目安に徐々に減らし、味覚を慣らせていくのがコツです。

また、塩分（ナトリウム）の排出を促す食物繊維やミネラルを多く含む、海藻類や大豆などを積極的に摂るのも有効です。

●塩分簡易摂取量テスト

1．料理の味付け
①薄味を好む　②どちらともいえない　③濃い味付けを好む

2．1日に味噌汁、すまし汁を飲む量
①ほとんど飲まない　②1杯程度　③2杯程度　④3杯程度

3．麺類を食べる回数・量
①ほとんど食べない　②ときどき食べる　③1日に1杯は食べる

4．しょっぱい食品（塩鮭、塩辛、うに、たらこなど）**を食べる回数・量**
①ほとんど食べない　②普通に食べる　③大量に食べる

5．漬物を食べる回数・量
（普通とは1日に食べる量がきゅうり 1/2 本程度）
①ほとんど食べない　②普通に食べる　③たっぷり食べる

	①	②	③	④
1.	7	10	15	
2.	1	2	4	6
3.	1	2	3	
4.	0	1	2	
5.	0	1	2	

1. ～ 5. の設問の答えに該当する
数字の合計を書き入れます

あなたが1日にとっている塩分量は 約［　　］g です

参考資料：渡辺尚彦監修「血圧をぐんぐん下げる 200%の基本ワザ」（日東書院）

風味や旨味、コクを効かせて工夫次第でおいしく減塩

和食の献立は塩分が多くなりがちですが、減らす工夫はいろいろあります。例えば、しょうがやにんにく、みょうがや大葉など、香りの強い野菜で風味を効かせたり、わさびやカレー粉などの香辛料を上手に利用することで、薄味の物足りなさをカバーできます。昆布や鰹節、干ししいたけや干しえびなどの旨味成分も大いに活用しましょう。昆布や鰹節で濃いめに取っただしを煮物に使えば少量の塩分でもおいしく調理できます。普段使うしょうゆをだしで割って常備しておくのもよいでしょう。ちなみに、塩やしょうゆは調理の過程で素材に混ぜ込むよりも、出来上がった料理の表面に振りかけたほうが少量でも満足のいく塩味が感じられます。

また、ゆずやレモンなどの柑橘類や酢の酸味を効かせることで、少量の塩分でもしっかりした味付けができます。魚の刺身もしょうゆで食べるより、オリーブオイルとレモンで洋風のマリネにしたほうが少量の塩で調理できます。

●身近な食品と調味料に含まれる塩分量

分類	調味料名・食品名	量の目安	塩分量
調味料	天然塩	小さじ1	5.0g
	精製塩	小さじ1	6.0g
	しょう油	小さじ1	1.0g
	淡色辛口味噌	小さじ1	0.7g
	ウスターソース	小さじ1	0.5g
	トマトケチャップ	小さじ1	0.2g
	マヨネーズ	小さじ1	0.1g
	有塩バター	小さじ1	0.1g
	顆粒だし	小さじ1	1.6g
パン・麺類	食パン	100g	1.3g
	うどん（生麺）	100g	2.5g
	うどん（乾麺）	100g	4.3g
	そば（生麺）	100g	0g
	中華麺	100g	1.0g
	スパゲティ	100g	0g
水産練り製品	はんぺん	100g	1.5g
	さつま揚げ	100g	1.9g
魚（塩蔵品）	たらこ	100g	4.6g
	新巻き鮭	100g	3g
漬物	たくあん（塩押し）	100g	4.3g
肉の加工品	ロースハム	100g	2.5g
	ベーコン	100g	2.0g
	ウインナー	100g	1.9g
	生ハム（促成）	100g	2.8g
乳製品	プロセスチーズ	100g	2.8g
	カマンベールチーズ	100g	2.0g
菓子類	ポテトチップス	100g	1.0g

参考資料：「日本食品標準成分表2010」

糖尿病の血糖コントロールは規則正しい食事リズムが基本

糖尿病は、すい臓からのインスリンの分泌や作用不全によって高血糖が続くことで引き起こされる病気です。糖尿病は網膜症、腎症、神経障害などの合併症だけでなく、動脈硬化の進行を早め、脳梗塞のリスクを高めます。したがって、糖尿病や高血糖を改善することは脳梗塞の予防にもつながります。

血糖値を下げるには、甘いお菓子がダメだとか肉は禁止だと思われていますが、基本的に食べてはいけないものはありません。まずは食べ過ぎをやめて、摂取カロリーを抑えることが大切です。主治医の指導のもと、1日の摂取エネルギー量を守ったバランスのいい食事を心がけましょう。

さらに、すい臓に負担をかけないような食べ方も重要です。そのためには、朝・昼・晩と決まった時間に食事を摂り、インスリン分泌のリズムを乱さないことが重要です。簡単すぎて軽視されがちですが、「1日3食」はとても効率的な健康法なのです。

●食事は規則正しく、腹八分目

朝食は7時30分、
昼食は12時、
夕食は19時が
理想かもしれませんが、
仕事の都合で必ずしも
理想どおりにはいきません。
しかし、ドカ食いや
メシ抜きは極力避けて、
食事は
三度三度規則正しく、
腹八分目が
何より大切です。

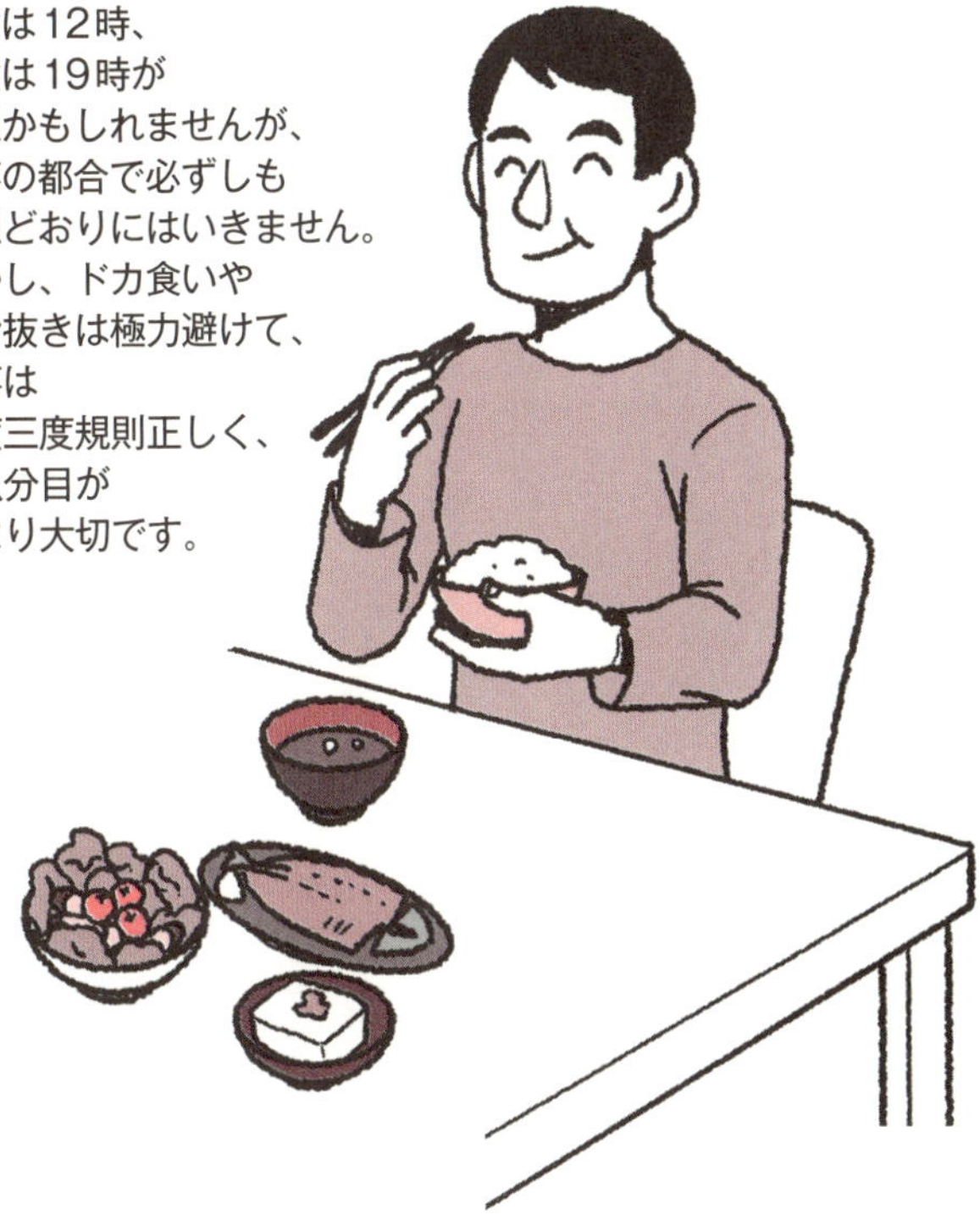

食後血糖値を急上昇させない食事法を身につけよう

血糖値を上手にコントロールするには、食後の血糖値が急激に上がらないようにする食事法が有効です。そこで、まずは食べる順番を変えてみてください。

食事の際は、最初に食物繊維の多いおかずから食べるようにします。野菜のサラダ、キノコや海藻類などです。食物繊維には粘性や吸着性があり、胃の中で糖質や脂質にからみついて消化を遅らせる働きがあります。消化に時間がかかると、ブドウ糖が血液中に増えるスピードもゆっくりになり、食後血糖値の上昇がゆるやかになります。また、食物繊維は空腹感を落ち着かせる効果があるため、食べ過ぎも抑えられます。

次に肉や魚、卵、豆類などのたんぱく質の多いメイン料理をゆっくり味わいます。そしてご飯やパン、麺類などの炭水化物は、最後のシメ程度に少量にしておきましょう。

これは外食やお弁当を食べるときも同じです。例えば、幕の内弁当を食べるときには、付け合せのサラダやヒジキの煮物などから箸をつけるようにしましょう。

●食べる順番を変えて、血糖値の上昇を抑える

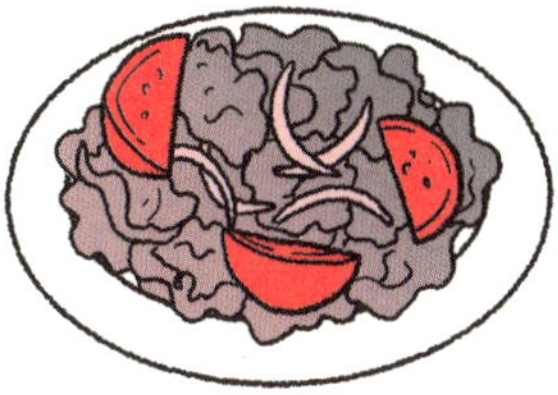

①食物繊維

サラダや野菜の煮付け、
きんぴらなどの食物繊維が
豊富に摂れる副菜から
食べ始めましょう。
食物繊維は消化に時間がかかるため
血糖値の急上昇を抑えられます。

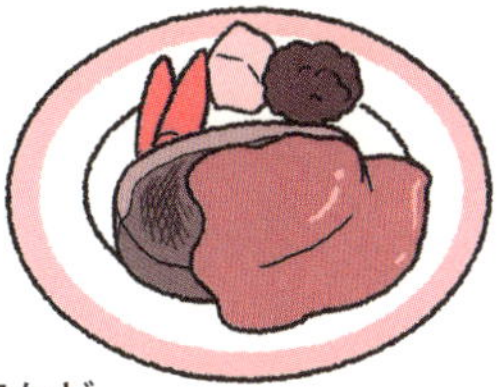

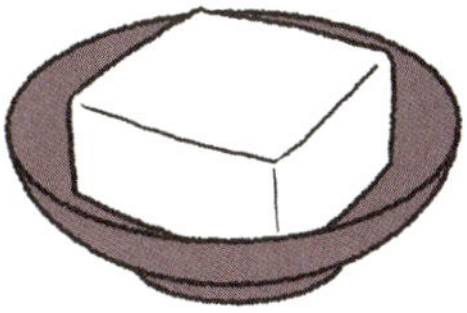

②たんぱく質

2番目は
肉類や魚介類、卵など、
たんぱく質系のメインディッシュです。
ゆっくり食べることを心がけて、
よく噛んで食べることがキーポイントです。

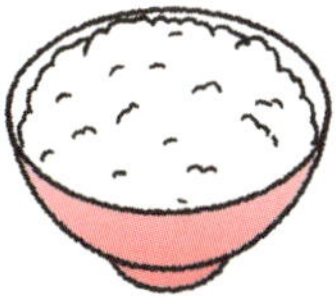

③炭水化物

ご飯やパンは最後に。
食物繊維やたんぱく質を
よく噛んでゆっくり食べることで、空腹感がなくなり、
必然的にご飯の量も抑えられ、糖質の摂取を減らせます。

脂質異常症の人はコレステロールを下げる

コレステロールや中性脂肪が高い人は、食生活を見直すことから始めましょう。肥満のある人は、食事をコントロールして適正体重に戻すことを目標としてください。

脂質は摂取エネルギー全体の20〜25％の範囲を守り、肉類よりも魚介類を多く摂ります。肉やバターに多く含まれる飽和脂肪酸はコレステロールの合成を促進するのに対し、青魚などに多く含まれる不飽和脂肪酸はコレステロールを下げる働きがあるからです。

コレステロールを多く含む食品にも注意が必要です。卵やレバー、魚卵、バターなどはコレステロールが高いので、なるべく控えてください。牛乳やヨーグルトを毎日摂っている人は低脂肪や無脂肪のものに変えてください。反対に、コレステロールを下げる食品は積極的に摂りましょう。例えば、海藻類やきのこ類に多く含まれる水溶性食物繊維は、コレステロールの上昇を抑えます。また、大豆や豆腐など大豆製品に含まれるグリシンやβ-コングリシニンには、コレステロールや中性脂肪を低下させる働きがあるといわれています。

●コレステロール値が高い人は控えたい食品

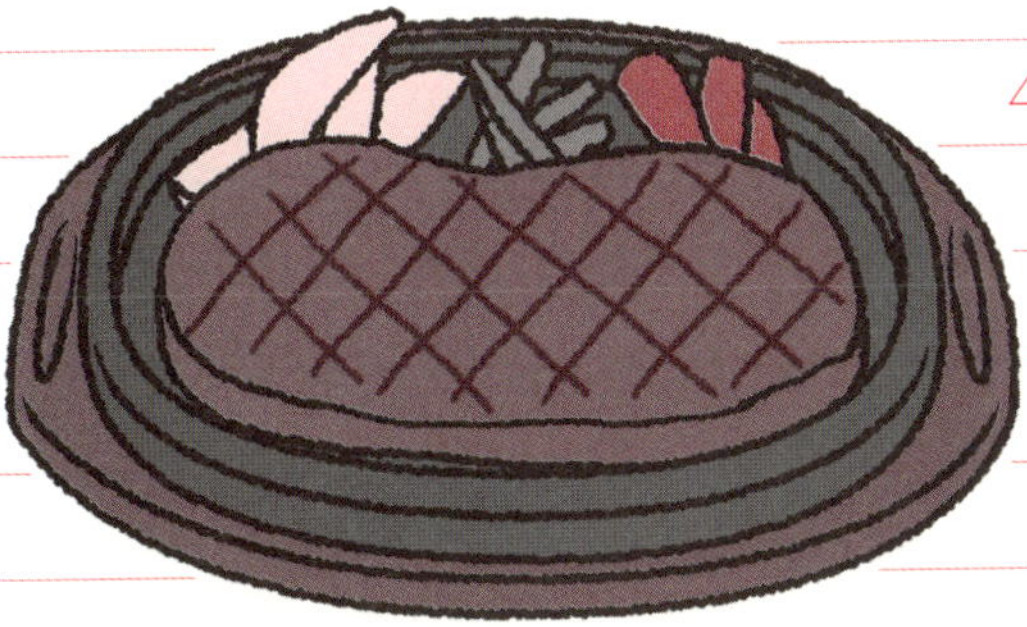

△肉類

コレステロールは生きていく上で
必要な成分ですが、
摂り過ぎは健康に害になります。
特にコレステロール値が高い人は、
なるべく脂身の多い肉類、魚卵類、
乳脂肪分の高い生クリームは避けたいもの。
卵とサラダオイルで作られる
マヨネーズも黄色信号。
使い過ぎはＮＧです。

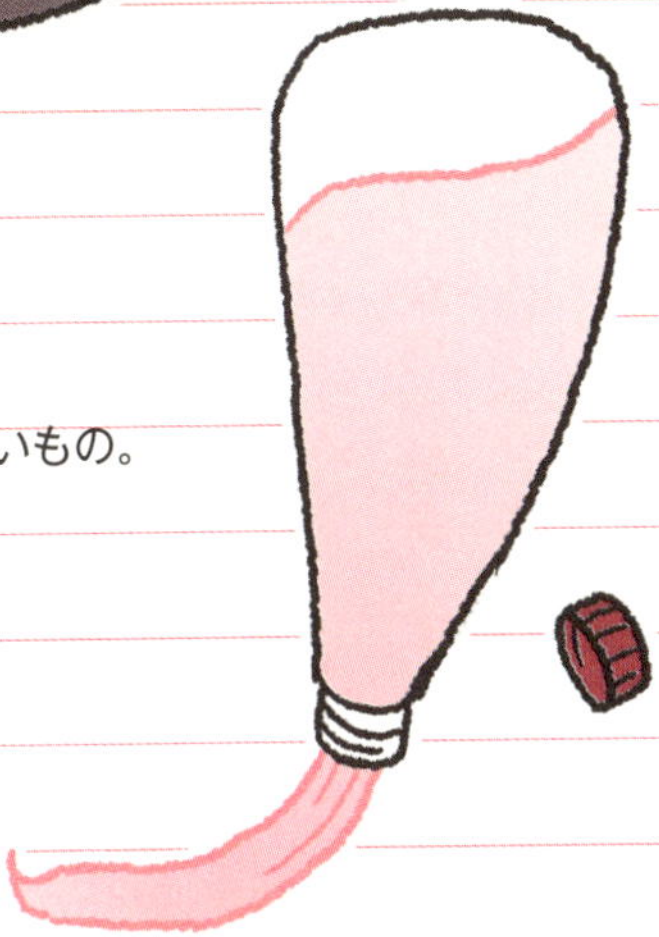

△マヨネーズ

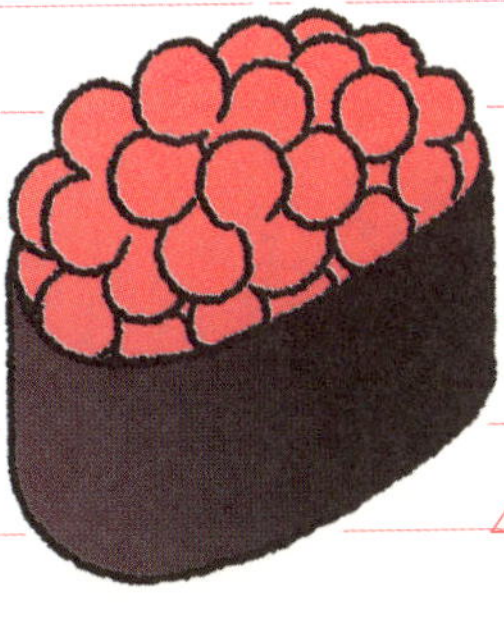

△魚卵類

間食や夜食は肥満のもと
量と食べる時間を決めておこう

脂質異常症の人や肥満の人の天敵ともいえるのが、間食や夜食の習慣です。特に、夜食はコレステロールの合成を促進しやすいので、今すぐやめるべきです。どうしても間食を摂りたいならば、量と食べる時間を決めるようにしてください。甘いお菓子や果物の果糖は、食べ過ぎると中性脂肪として肝臓に蓄えられます。量を控えるとともに、なるべく低エネルギーのものを選ぶように心がけてください。

さらに、食べる時間を決めることも重要ポイントです。だらだらと無意識に食べるのが最もいけないのです。食後のデザートや夜遅い時間に食べると中性脂肪になりやすいので特に避けなければなりません。

また、間食ばかりしていると血糖値が高い状態が続き、すい臓が疲弊して糖尿病を招く危険もあります。このように間食・夜食は悪習慣でしかありませんので、なるべくやめるように努力しましょう。

●改めたい食習慣

食習慣	改善法	理由
肉をよく食べる	魚介類と交互に食べる	肉類に多い飽和脂肪酸はコレステロールの合成を促します。肉類中心の食事をやめ、魚介類との交互にしましょう。
卵やイクラをよく食べる	量と回数を減らす	卵やイクラ、たらこなどの魚卵はコレステロール自体を多く含むので､なるべく控えましょう。卵は1日1個を目安に。
野菜不足	肉や脂肪の多いおかずには必ず野菜を摂る	食物繊維が不足するとコレステロールが増えやすくなります。根菜類、海藻類、きのこ類など意識して摂りましょう。
菓子や果物をよく食べる	量を控えるとともに、食べる時間にも注意を	甘い菓子や果物の果糖は、食べ過ぎると中性脂肪として肝臓に蓄えられます。さらに食後や夜遅い時間に摂ると中性脂肪になりやすいので、食べる時間を気をつけてください。
酒をよく飲む	適量を守って飲む習慣をつける	飲み過ぎると中性脂肪を増やします。毎日大量に飲むのはやめましょう。また、つまみも食べ過ぎないようにしましょう。
間食や夜食をよくする		間食や夜食は肥満のもとです。特に夜食はコレステロールの合成を促進しやすいので、やめることをすすめます。

地中海食は血管病予防に効果あり

脳梗塞の予防には、栄養バランスの良い食生活が重要ですが、その際参考にしたいのが地中海食です。ほかのヨーロッパ諸国に比べ、地中海諸国に心疾患の発生率が少ないのは、その食習慣が寄与していると考えられています。

地中海食は、肉が少なめで魚類が多く、野菜や豆類、果物をバランスよく摂ります。オリーブオイルやポリフェノールを豊富に含む食品を多用するのも特徴です。

左のグラフのように、赤ワインや魚、ダークチョコレート、果物と野菜、ガーリック、アーモンドを適度に摂ると、脳卒中や心筋梗塞の予防効果があるという報告もあり、疫学的に証明されている地中海食は安心しておすすめできます。

地中海食は、オリーブオイルの不飽和脂肪酸、食事の抗酸化作用、豆類の食物繊維、野菜や果物のビタミンなど、栄養バランスが摂りやすい食品構成になっている点を献立の参考にしてみてください。

●地中海食の血管病予防効果

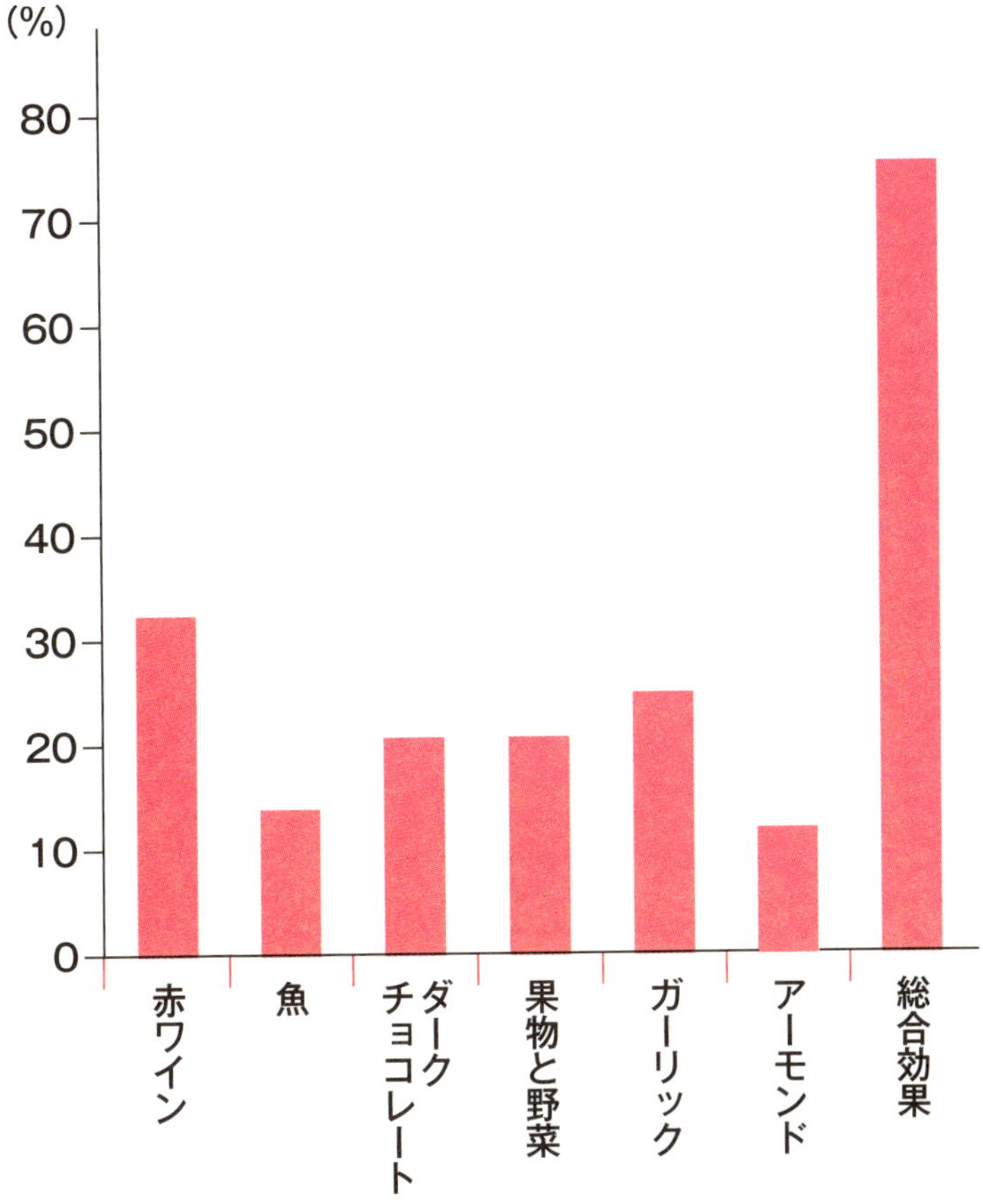

●赤ワイン 150mg ／日 ●魚 114g ／週4回
●ダークチョコレート 100g ／日 ●果物と野菜 400g ／日
●ガーリック 2.7g ／日 ●アーモンド 68g ／日

参考資料：内山真一郎著「健康に生きる　第28回日本医学総会記念本」（岩波新書）

極端な食事制限などの間違った健康法は危険

医療バラエティ番組などで、特定の食物を過剰に食べたり、食べなかったりする健康法が大いに取り上げられています。しかし、そうした食事法はたいてい科学的な根拠が希薄であり、なかには明らかに間違った情報も見受けられます。

例えば、炭水化物（糖質）の摂取をゼロにする健康法が流行っていますが、糖質（グルコース）は脳の唯一のエネルギー源です。また、炭水化物を摂らずに肉を大量に食べると脂質の摂り過ぎを招き、非常に危険といえます。

「この食品を食べれば脳梗塞が予防できる」とか、「この野菜が血糖値を下げる」といった安易な健康法に惑わされないようにしたいものです。

前項で紹介した地中海食のように、食事はバランス良く食べるのがいちばんの健康法です。従来からいわれるように、中年以降は野菜と魚を中心とし、肉類を少な目にするほうが、長く健康を維持できると思います。

●理想的な栄養バランスを守る

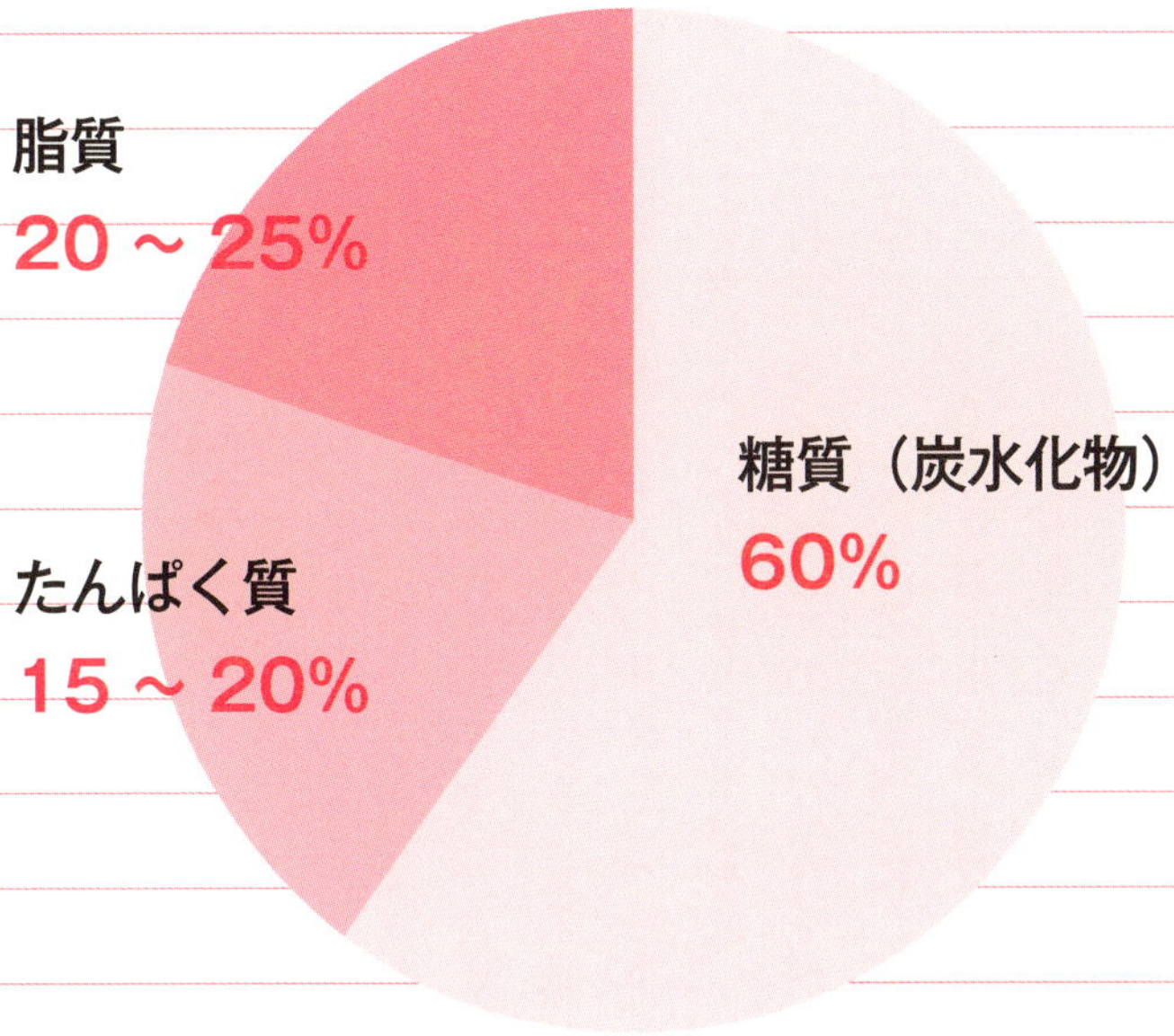

1日の摂取栄養素は
上のバランスで摂るのが理想的です。
さらに糖質はパンよりご飯、たんぱく質は肉を減らし、
魚や大豆などの植物性たんぱく質に代えると
より脂質を減らすことができます。

外食するときは塩分とカロリーに注意

摂取カロリーを抑えるために、外食はできるだけ控えましょう。一般的に、飲食店で出される料理には、家庭で作るよりも多くの油脂や塩分が含まれているからです。

会社勤めの人はお弁当を持参するのが理想ですが、毎日続けるのはなかなか大変です。外で昼食を摂るときは、カレーやラーメン、丼物といった単品料理ではなく、複数の総菜がセットされたメニューを選びましょう。サラダや冷や奴、ひじきの煮物など、小鉢が追加できるようなお店であれば、栄養バランスのいい昼食を摂ることができます。

そのほか、麺類の汁は飲まない、ご飯の量を少なめにしてもらう、肉類は思い切ってひと切れ残すなど、ちょっとした心がけ次第で塩分や摂取カロリーは減らせます。

また当然のことながら、インスタント食品もやめましょう。栄養が十分でないうえに塩分量とカロリーが高く、さまざまな食品添加物が含まれているからです。フライにした麺などに含まれる劣化した油脂も体によくありません。

●主な外食メニューのカロリー数

カレーライス	560 ~ 720kcal
オムライス	660 ~ 800kcal
チャーハン	560 ~ 720kcal
親子丼	560 ~ 640kcal
スパゲティ類	560 ~ 800kcal
天丼	640 ~ 880kcal
カツ丼	720 ~ 950kcal
にぎりずし	400 ~ 560kcal
幕の内弁当	640 ~ 800kcal
鍋焼きうどん	400 ~ 560kcal
ラーメン	400 ~ 560kcal

心疾患のリスクを高める「トランス脂肪酸」に注意！

トランス脂肪酸とは、食用油を加工、精製する際に生成される脂肪酸の一種です。油脂の製造過程では、酸化防止のために水素を添加したり、脱臭のために高熱処理をするのですが、その際、一部の脂肪酸が構造変化して、トランス脂肪酸が生成されます。

食品では、マーガリンやショートニング、業務用の揚げ油などに多く含まれています。ショートニングは食品に使用するとサクサクとした軽い食感が得られるうえに、バターよりも安価なので、ケーキやクッキーなどの洋菓子や菓子パンなどに広く利用されています。

ところが近年、欧米の研究により、トランス脂肪酸は善玉ＨＤＬコレステロールを減らし、悪玉のＬＤＬコレステロールを増やすことが分かってきました。日常的にトランス脂肪酸を多く摂り過ぎると、虚血性心疾患のリスクが高まるという報告もあります。

日本の現状では、トランス脂肪酸の摂取量は健康に害を及ぼすほどではないといわれていますが、脂肪の多い食品など偏った食生活をしている人は十分注意してください。

●トランス脂肪酸という新たなる脅威

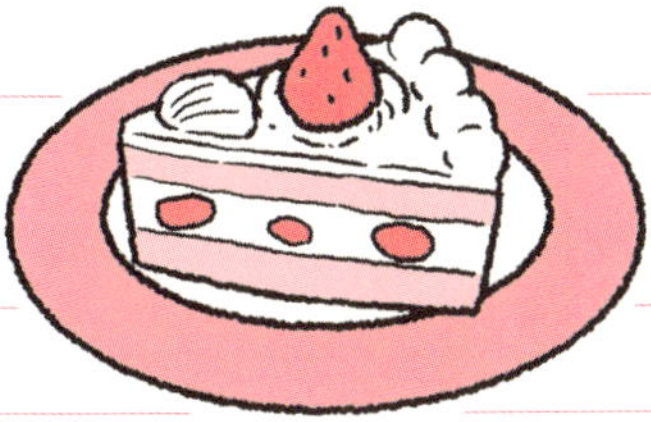

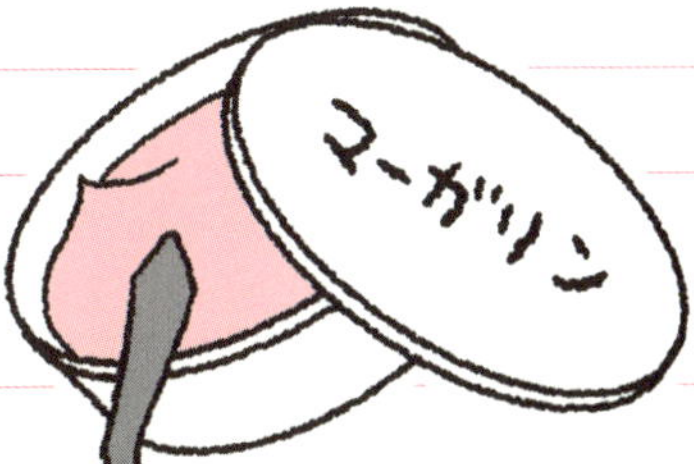

マーガリンや
ショートニングなどには、
トランス脂肪酸が多く含まれています。
トランス脂肪酸を摂り過ぎると、
心疾患の発症リスクが高まることや、
認知機能の低下が報告されています。
要するにマーガリンやショートニングを大量に使った
お菓子やスナック類の食べ過ぎは危険だということです。
コンビニやファストフード店でも使用量を抑えたり、
トランス脂肪酸の含有量の少ない油脂に
切り替えるなどの措置が
とられ始めています。

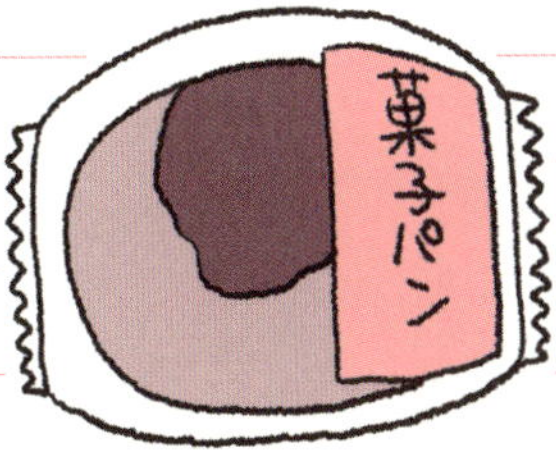

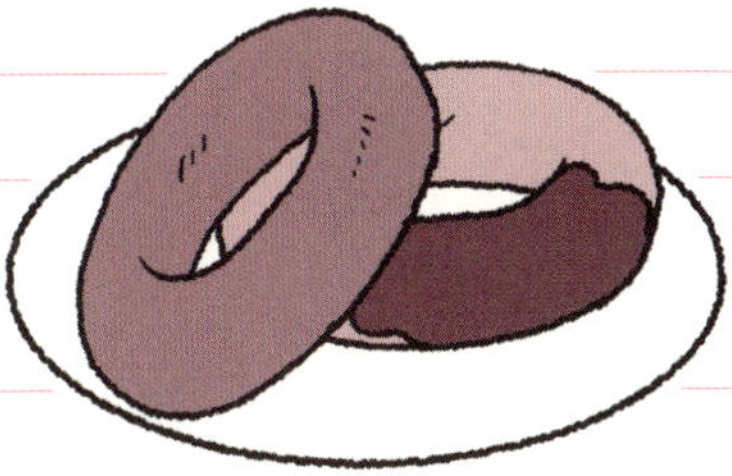

ワルファリン服用中はビタミンKに注意

脳梗塞の予防として、血液を固まりにくくする抗凝固薬のワルファリン（商品名：ワーファリンなど）を服用している人は、ビタミンKを多く含む納豆や青汁、ホウレン草、クロレラなどの食品は摂らないように注意が必要です。

ビタミンKには血液の凝固を助ける作用があり、ワルファリンはビタミンKの働きを阻害することで血栓をできにくくしています。そのため、ビタミンKを多く含む食品を摂ってしまうと、ワルファリンの作用を弱めてしまうのです。

ビタミンKは光合成にも関係しており、植物の葉緑素に多く含まれます。野菜の中でビタミンKが多いのは、あしたば、つるむらさき、豆苗、おかひじき、春菊、小松菜などです。ワルファリンを服用している人は、これらの野菜を一度に大量に摂ることは避けましょう。そのほか、セント・ジョーンズ・ワート（西洋オトギリソウ）が配合されたサプリメントもワルファリンの作用に影響を及ぼすので摂取しないでください。

●心房細動の薬ワルファリン服用者は、ビタミンKはNG

ワルファリンは心房細動患者に処方される脳塞栓症の予防薬で、血液の凝固に深く関わっているビタミンKとは相容れない性格を持っています。なので、ビタミンKを豊富に含む納豆や野菜類、青汁などは控えなければなりません。

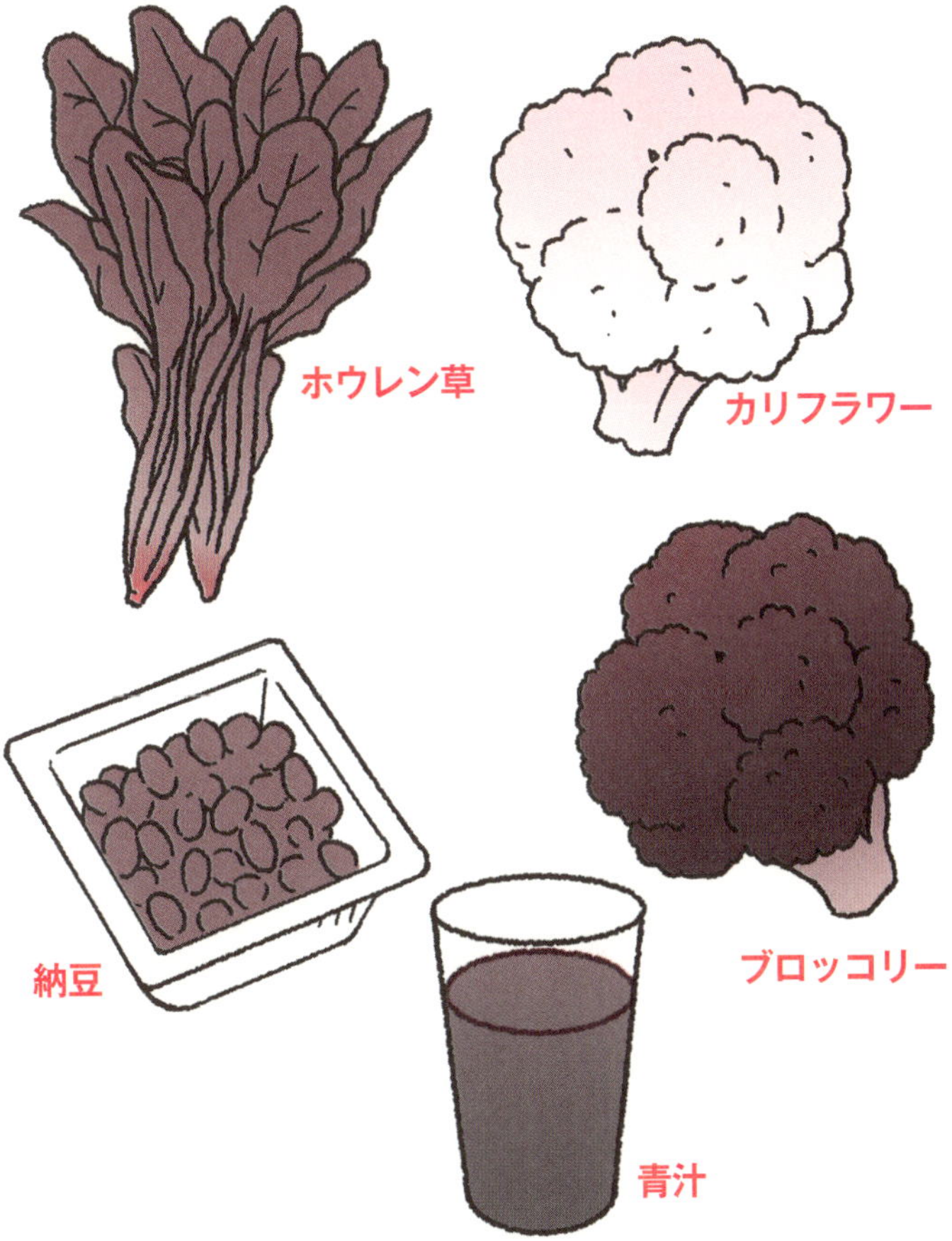
ホウレン草
カリフラワー
納豆
ブロッコリー
青汁

脳梗塞を予防する栄養素①

青魚に多いEPAとDHAがコレステロールを減らす

ＥＰＡ（エイコサペンタエン酸）は、多価不飽和脂肪酸の一種で、イワシやサバ、サンマなど青魚の油に多く含まれています。油脂といっても肉やバターに含まれる飽和脂肪酸とは異なり、ＥＰＡには高血圧を改善する働きがあり、脳梗塞予防のために積極的に摂り入れたい栄養素のひとつです。

ＥＰＡは血小板が凝集するのを防ぎ、血栓をできにくくします。また、血管を拡張する作用があるので、血液が流れやすくなって、血圧を下げる効果があります。

ＤＨＡ（ドコサヘキサエン酸）もＥＰＡと同じく、多価不飽和脂肪酸のひとつで、マグロやサバ、ハマチなどに含まれています。ＤＨＡは血液中の中性脂肪の増加を抑制したり、善玉のＨＤＬコレステロールを増やす働きがあるといわれています。

ＥＰＡもＤＨＡも魚の油に含まれるため、刺身やマリネで生で食べるのが最も効率的です。あるいは、魚の油を一緒に摂れるよう、汁物や煮込み料理にするのもおすすめです。

●EPAとDHAのおすすめレシピ①

＊イワシのつみれ汁

● 材料 ●

- イワシ……3尾
- ねぎ……1/2本
- しょうが…… 1かけ
- だし昆布……10cm
- にんじん……1/2本
- ごぼう……1/2本
- 水……800cc
- しょうゆ……小さじ2
- 塩……少々

● 作り方 ●

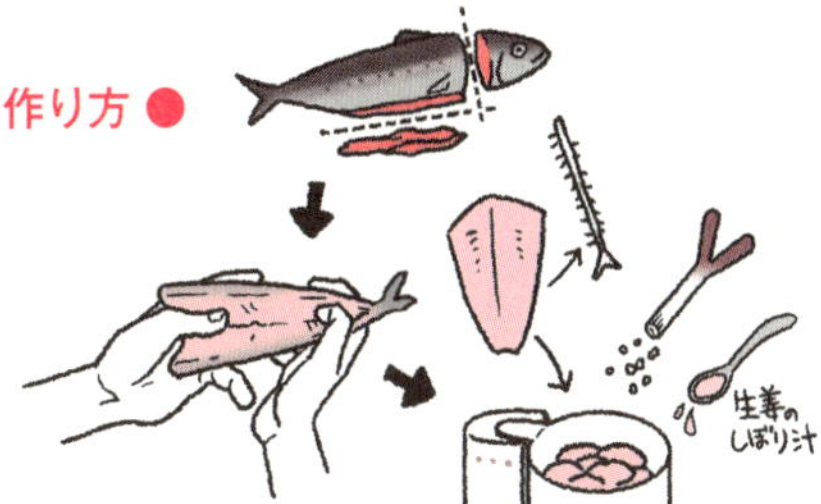

①イワシは頭とワタを取り除いて手開きにする。骨を取り除いてぶつ切りにし、フードプロセッサー（なければすり鉢）に入れ、ねぎのみじん切り、しょうがのしぼり汁を加えて、すり身にする。

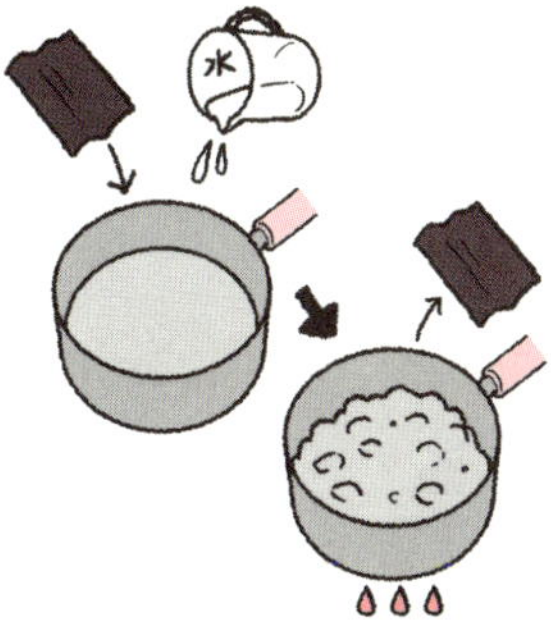

②鍋に水と昆布を入れて火にかけ、沸騰したら昆布を取りだす。

③ささがきにしたにんじん、ごぼうを加え、ひと煮立ちしたら、つみれをスプーンですくって入れる。

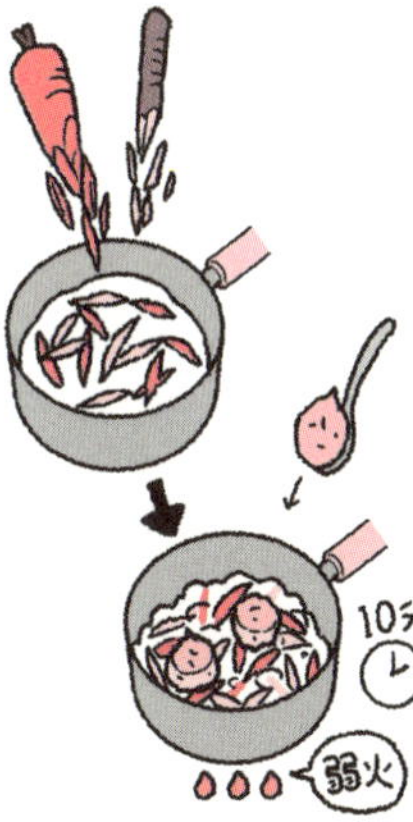

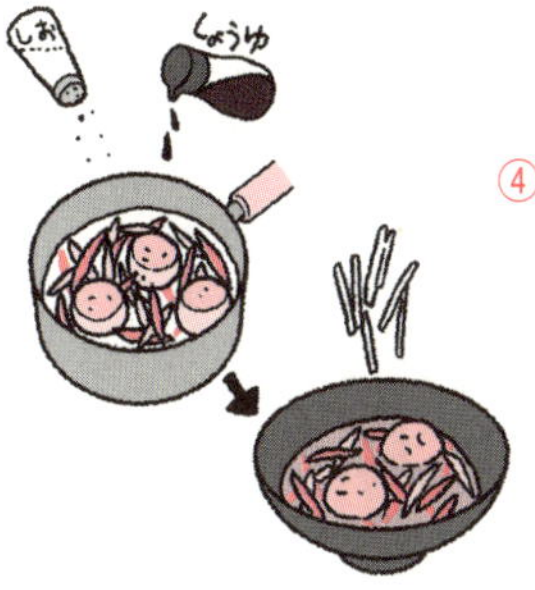

④つみれが浮いてきて中まで火が通ったら、醤油と塩で味を調え、器に盛って白髪ねぎを飾る。

●EPAとDHAのおすすめレシピ②

＊マグロのアボカド和え

● 材料 ●

- マグロ（刺身用）……200g
- アボカド…… 1個
- わさび……小さじ1
- しょうゆ……小さじ1と1/2
- レモン……1/4個
- 刻みのり……適量

● 作り方 ●

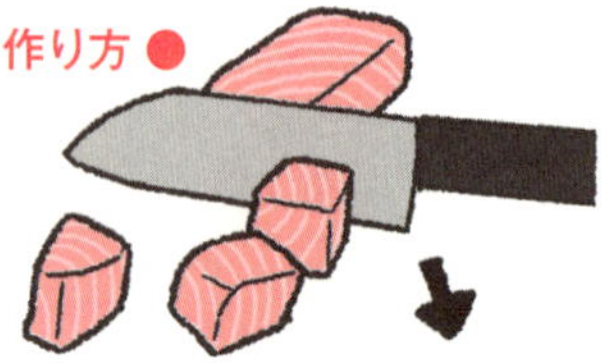

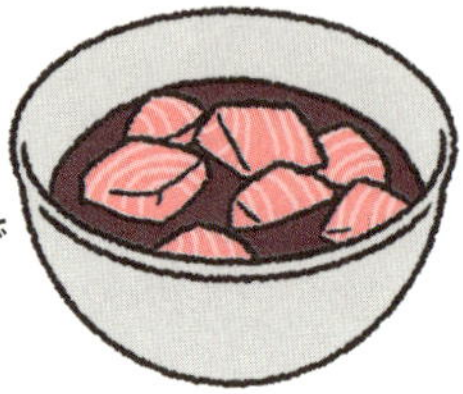

①マグロは
ぶつ切りにして、
わさびとしょうゆで
和える。

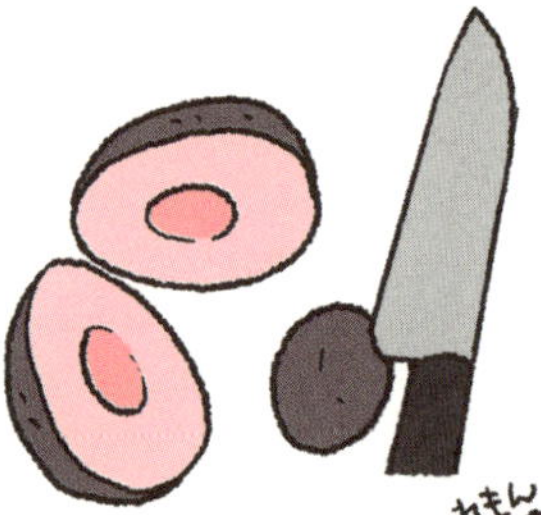

②アボカドを半分に切り、種を取って、
果肉をスプーンですくい取り、
ボウルに入れてレモン汁をかけ、
フォークでつぶす。

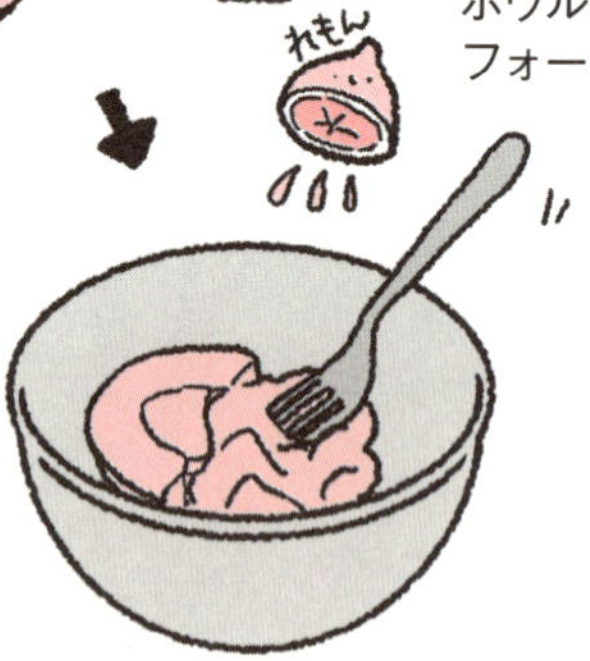

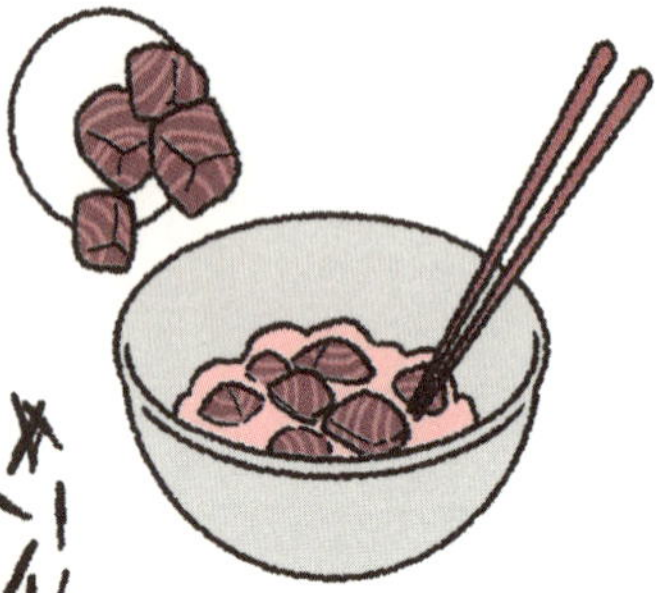

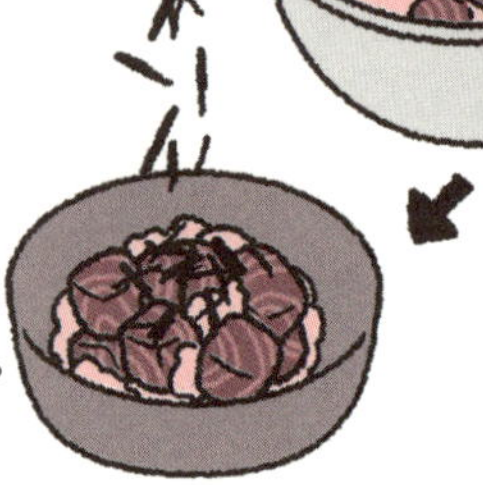

③アボカドの中に
①のマグロを入れて、和える。
器に盛って刻みのりを飾る。

●EPAとDHAのおすすめレシピ③

＊サバのトマト煮

● 材料 ●

- サバ……1尾
- 玉ねぎ……中1個
- トマト水煮缶……1缶
- コンソメ……1個
- オリーブオイル……大さじ1/2
- 小麦粉……適量

● 作り方 ●

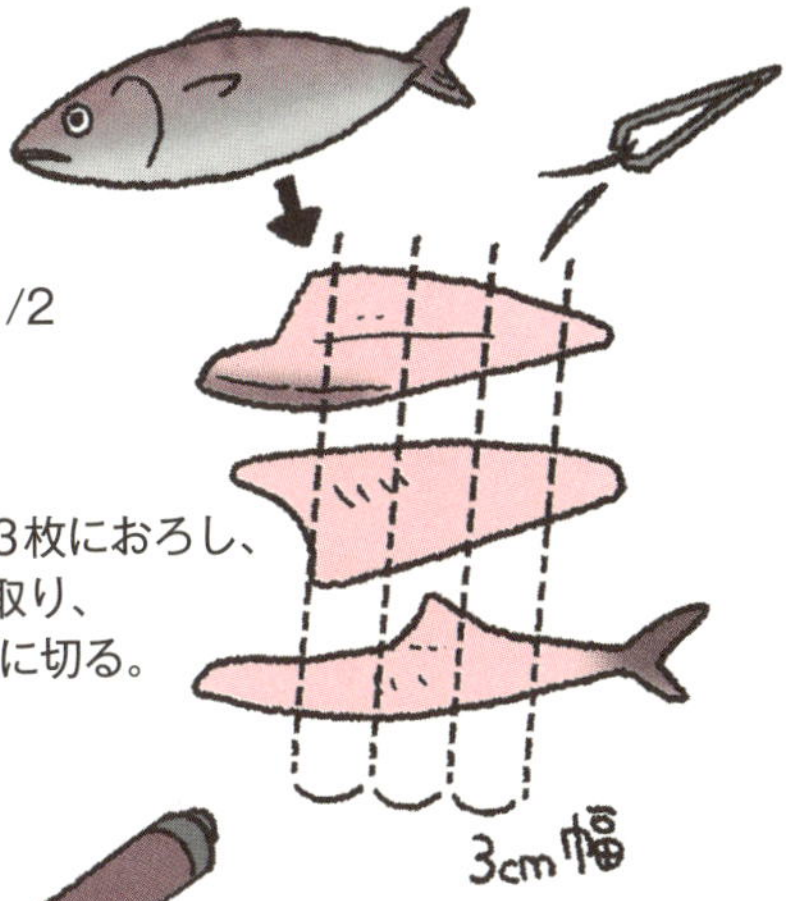

①サバは3枚におろし、
小骨を取り、
3cm幅に切る。

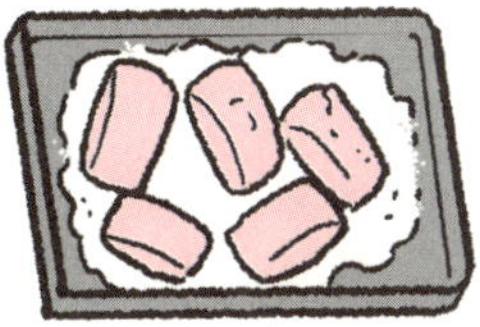

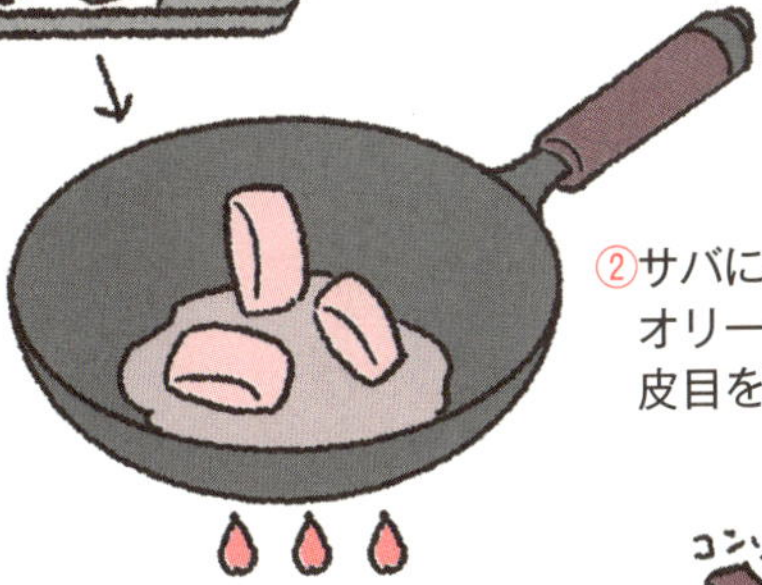

②サバに軽く小麦粉をはたき、
オリーブオイルを引いた鍋で
皮目を軽く焼く。

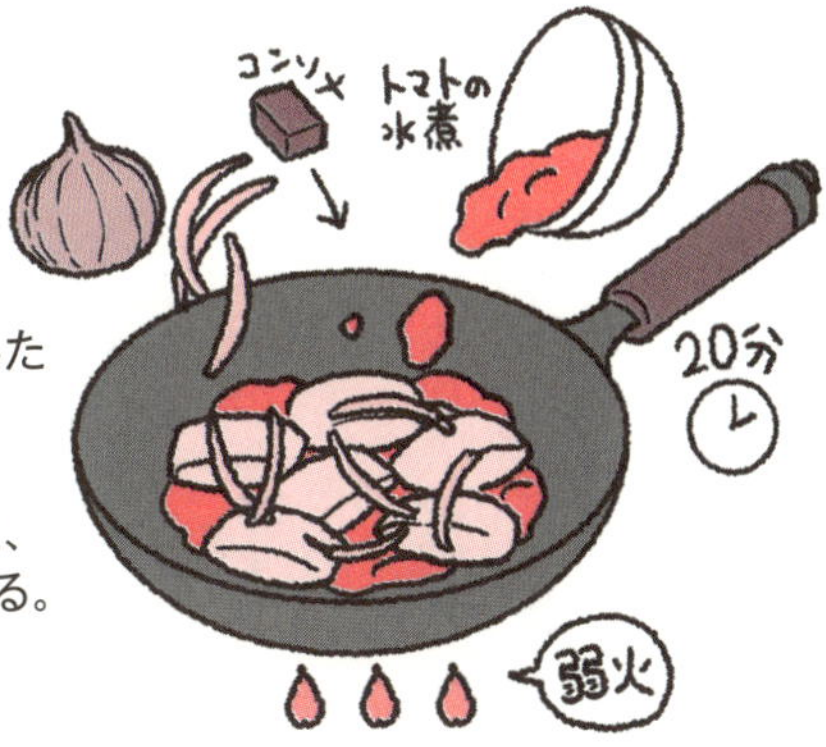

③サバの上に薄切りした
玉ねぎを乗せ、
トマトの水煮と
コンソメ1個を加え、
弱火で20分ほど煮る。

魚介類に含まれるタウリンは血圧の上昇を抑制する

タウリンは、心臓、筋肉、肝臓、腎臓、脳、目の網膜など、あらゆる臓器や組織に存在しています。人の体内ではアミノ酸のシステインから合成される物質です。

タウリンの役割のひとつとして、交感神経への関与が挙げられます。例えば、外部からの刺激やストレスを受けると交感神経が反応し、心拍数を高め、血管を収縮させるため、血圧が上昇します。タウリンにはこの交感神経を抑制する作用があり、血圧が上昇するのを防ぐ働きがあるといわれています。

食材では、サザエ、アサリ、ホタテ、カキといった魚介類や、タコやイカなどの軟体動物に多く含まれています。魚介類の中でもコレステロールが低めのアサリやホタテで摂るとよいでしょう。

タウリンは水溶性なので、ゆでるよりも生で食べたほうが効率よく摂取できます。また、貝類は酒蒸しにするなど、煮汁も一緒に摂れるような調理法がおすすめです。

●タウリンのおすすめレシピ

＊アサリのワイン蒸し

● 材料 ●

- アサリ……400g
- ニンニク…… 2かけ
- オリーブオイル……大さじ1
- 白ワイン……50cc
- アサツキ……適量

● 作り方 ●

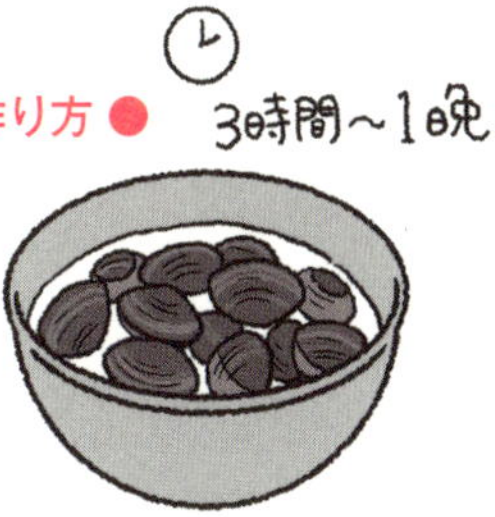

①アサリは塩水に3時間～1晩つけて砂を十分吐かせたら、よく洗っておく。

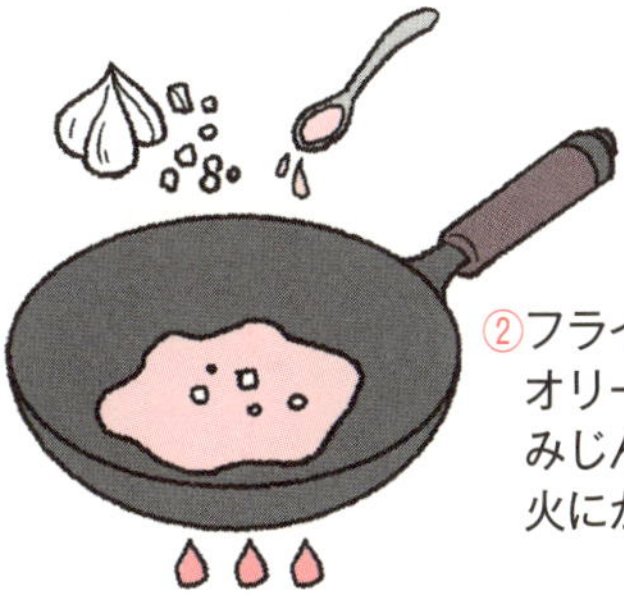

②フライパンにオリーブオイルとニンニクのみじん切りを入れ、火にかける。

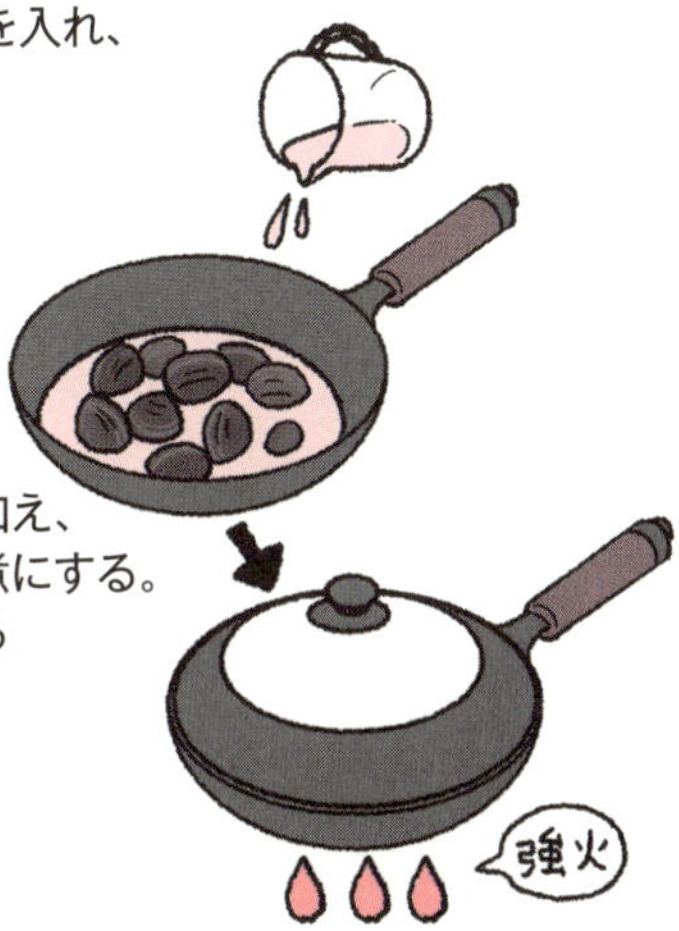

③ニンニクの香りがたってきたら、アサリと白ワインを加え、蓋をして強火で蒸し煮にする。アサリの口が開いたらできあがり。

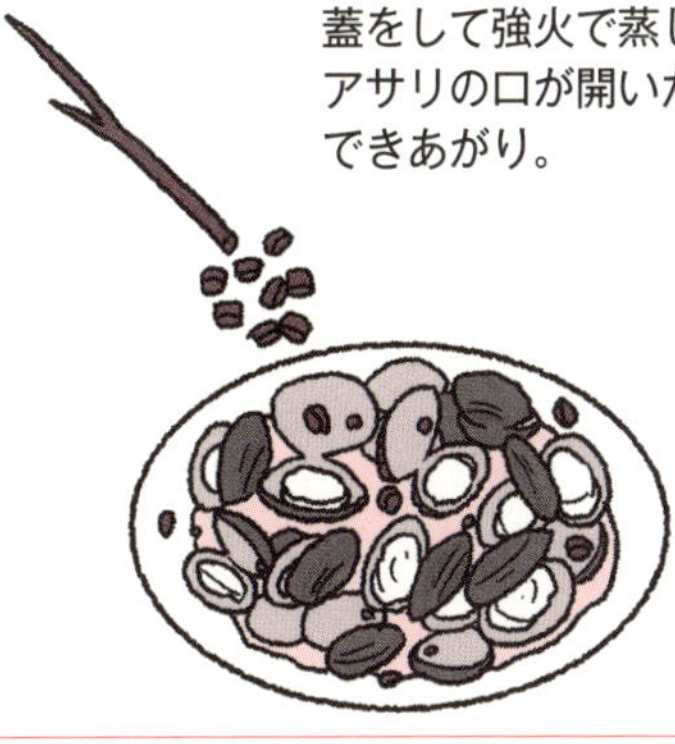

④器にもって、小口切りしたアサツキを散らす。

ナットウキナーゼは血栓の素フィブリンを溶かす

ナットウキナーゼとは、納豆のネバネバ部分に含まれるたんぱく質分解酵素です。近年の研究により、ナットウキナーゼには、血栓の素となるたんぱく質フィブリンを溶解する働きがあることが分かりました。ナットウキナーゼは納豆菌から作りだされる特有のもので、食べ物では納豆からしか摂れません。熱に弱く、70度以上に加熱すると効果が失われてしまうので、火を入れずに食べるのがおすすめです。

ただし注意したいのは、ワルファリンを服用している人は、納豆を食べてはいけないという点です。ワルファリンはビタミンKの働きを阻害して血栓をできにくくする薬ですが、納豆にはビタミンKが含まれており、薬の効果を弱めてしまいます。ビタミンKは緑黄色野菜や青汁、クロレラなどの健康食品にも多く含まれるので、ワルファリンを服用している人は注意してください。最近発売されたビタミンK非依存性の抗凝固薬であればワルファリンと異なり、納豆などのビタミンK含有食品も自由に食べられます。

●ナットウキナーゼのおすすめレシピ

＊納豆とオクラのポン酢和え

● 材料 ●

- オクラ……8本
- 納豆…… 2パック
- ポン酢……小さじ2
- 削り節……適量
- 刻みのり……適量

● 作り方 ●

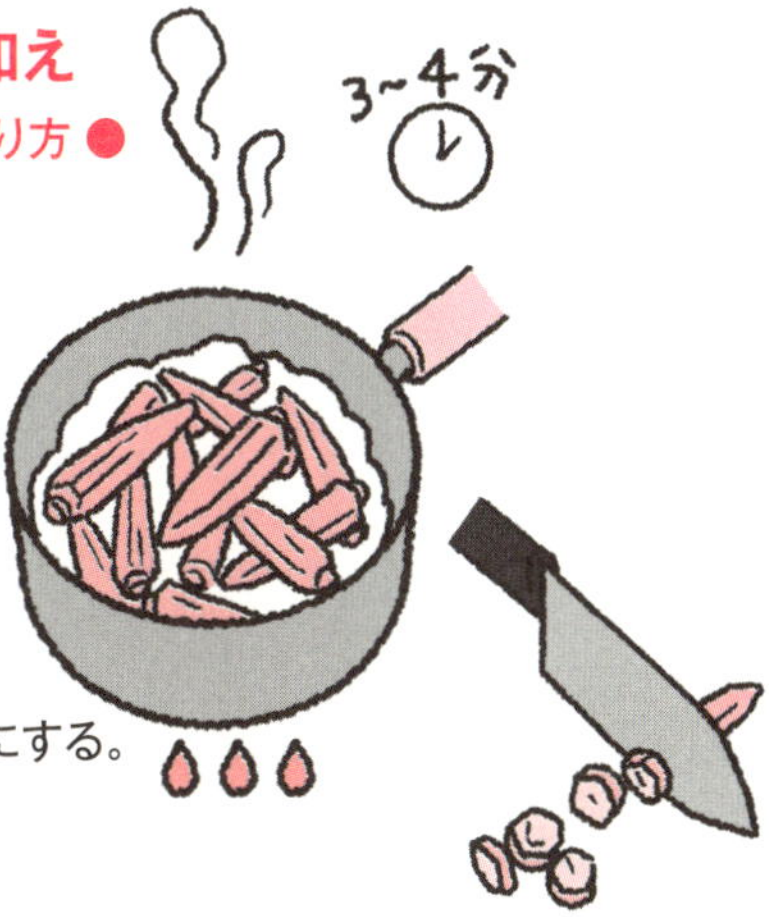

①オクラは熱湯で
3～4分ゆでて、
3mm幅の小口切りにする。

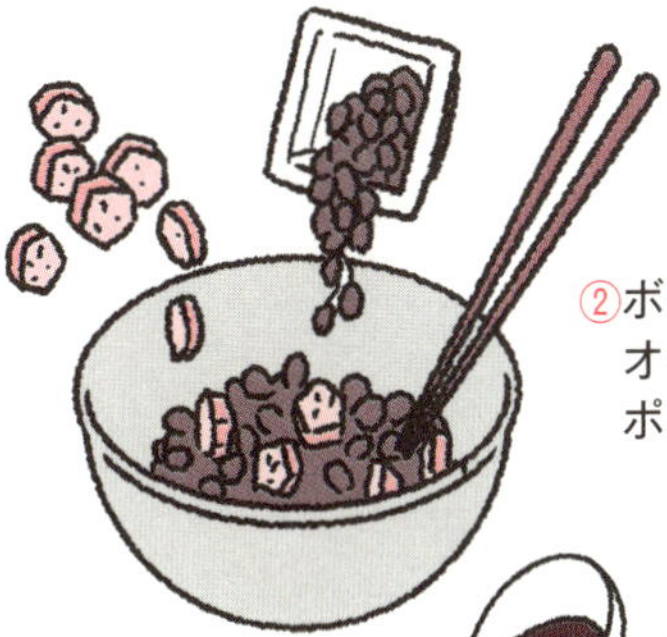

②ボウルに納豆をあけ、
オクラを加えてよく混ぜ、
ポン酢で和える。

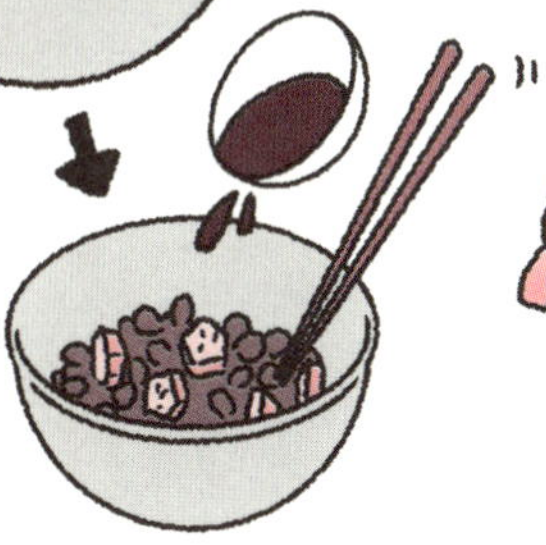

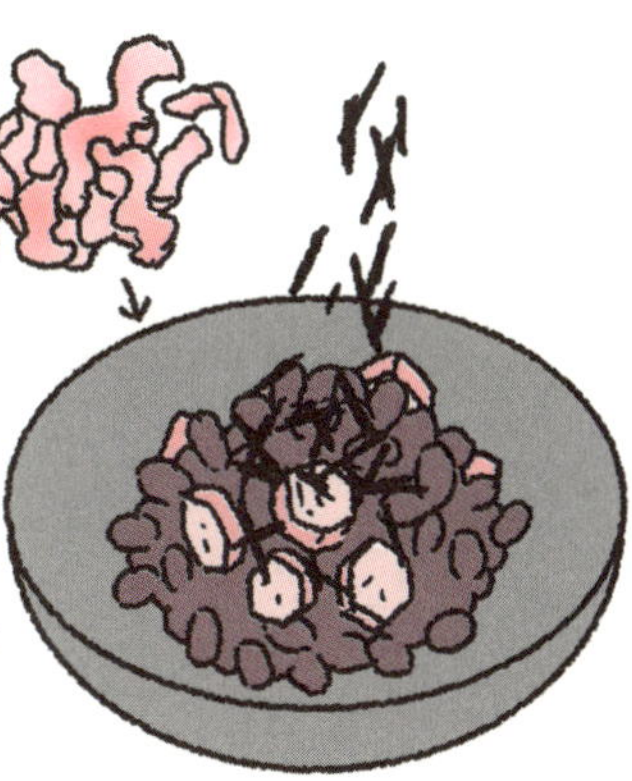

③器に盛り、削り節と
刻みのりを散らす。

脳梗塞を予防する栄養素④

アルギン酸にβ-グルカン 水溶性食物繊維の効果に注目

食物繊維とは、人の消化酵素では消化できない食物中成分の総称で、大きく「不溶性食物繊維」と「水溶性食物繊維」の2種類に分けられます。脳梗塞の予防で注目したいのは、水溶性食物繊維のほうです。

例えば、海藻類に多く含まれる水溶性食物繊維の一種、アルギン酸は、腸の中でナトリウムと結合して排出を促すので、高血圧の予防に効果があります。

また、きのこ類や大麦に含まれる水溶性食物繊維のβ-グルカンには、コレステロール値の上昇を抑える働きがあることが分かっています。

水溶性食物繊維を多く含む食材は、海藻やきのこ類のほかに、オートミール、プルーン、納豆などがあります。昔に比べて日本人の食物繊維摂取量は減少しており、積極的に摂るよう心がけたいものです。押麦を混ぜて麦ごはんにしたり、パンをライ麦パンに替えるなど、毎日の生活に上手に取り入れていきましょう。

●水溶性食物繊維のおすすめレシピ①

＊きのこの豆乳スープ

● 材料 ●

- しめじ……　1パック
- まいたけ……1パック
- マッシュルーム……1/2パック
- 豆乳……500cc
- 玉ねぎ……1/4個
- オリーブオイル……小さじ1
- コンソメ……　1個

● 作り方 ●

①鍋にオリーブオイルをしき、みじん切りにした玉ねぎをしんなりするまで炒める。

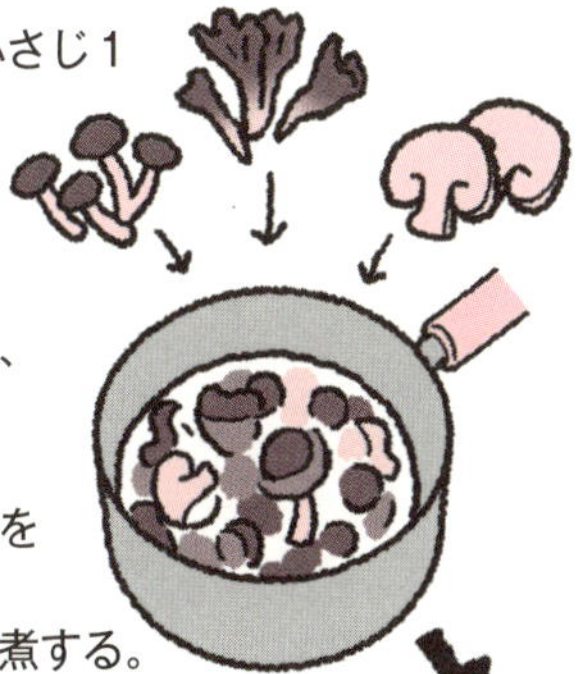

②子房に分けたしめじ、ざく切りにしたまいたけ、スライスしたマッシュルームを加え、ひたひたの水にコンソメを入れてきのこ類がやわらかくなるまで蒸し煮する。

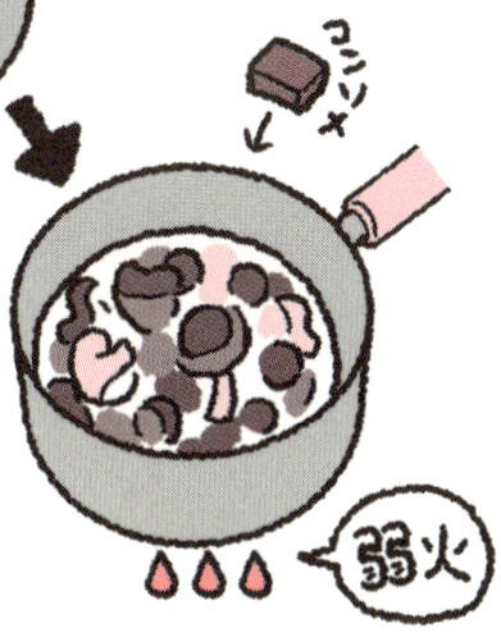

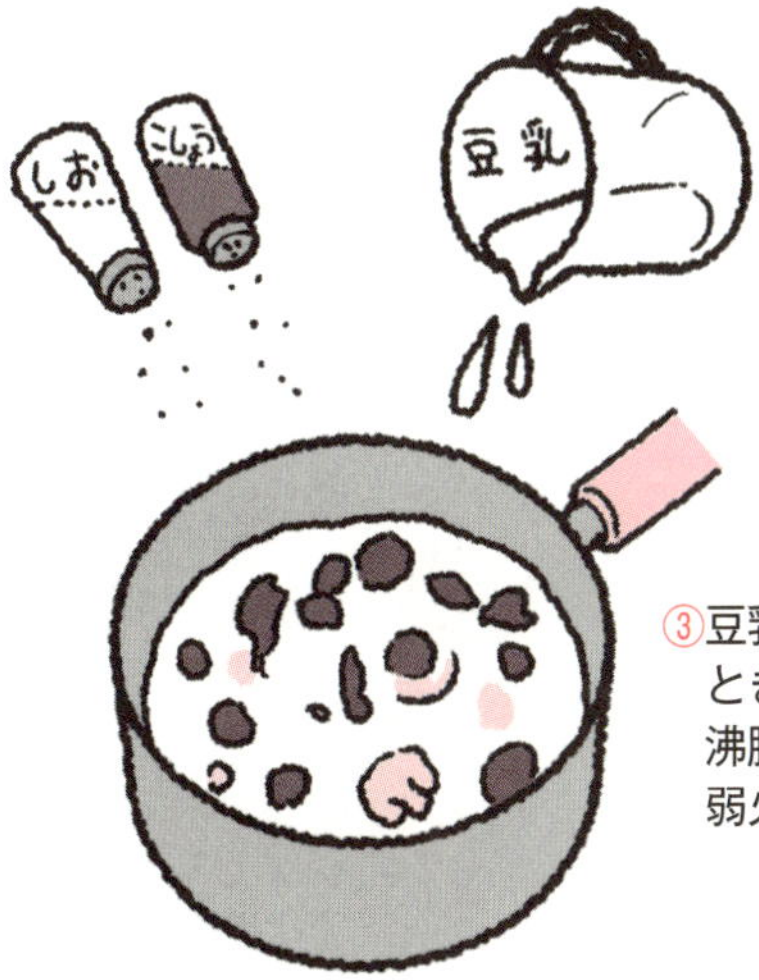

③豆乳を加えて、ときどきかき混ぜながら、沸騰させないように弱火で火を通す。

●水溶性食物繊維のおすすめレシピ②

＊オートミールの和風粥

● 材料 ●

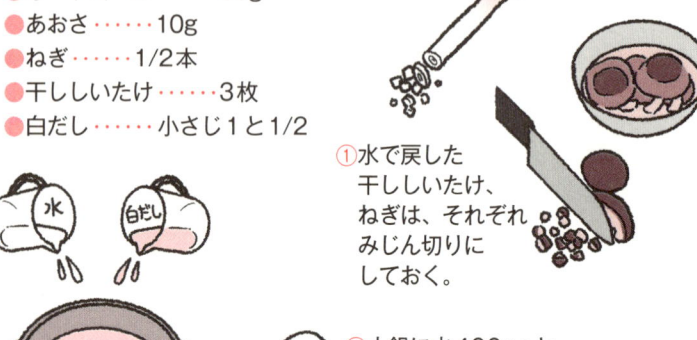

- オートミール……60g
- あおさ……10g
- ねぎ……1/2本
- 干ししいたけ……3枚
- 白だし……小さじ1と1/2

● 作り方 ●

①水で戻した干ししいたけ、ねぎは、それぞれみじん切りにしておく。

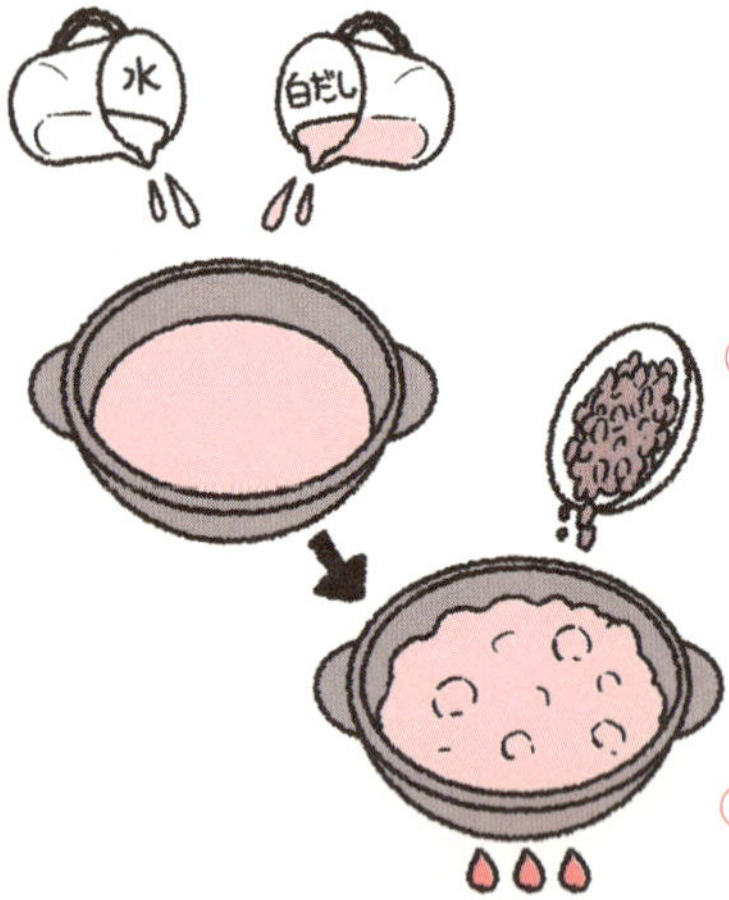

②土鍋に水400ccと白だし、干ししいたけの戻し汁を入れ、①を加えてひと煮立ちさせたら、オートミールを加える。

③弱火で5分ほど煮て、水で戻したあおさを加えて軽くまぜる。

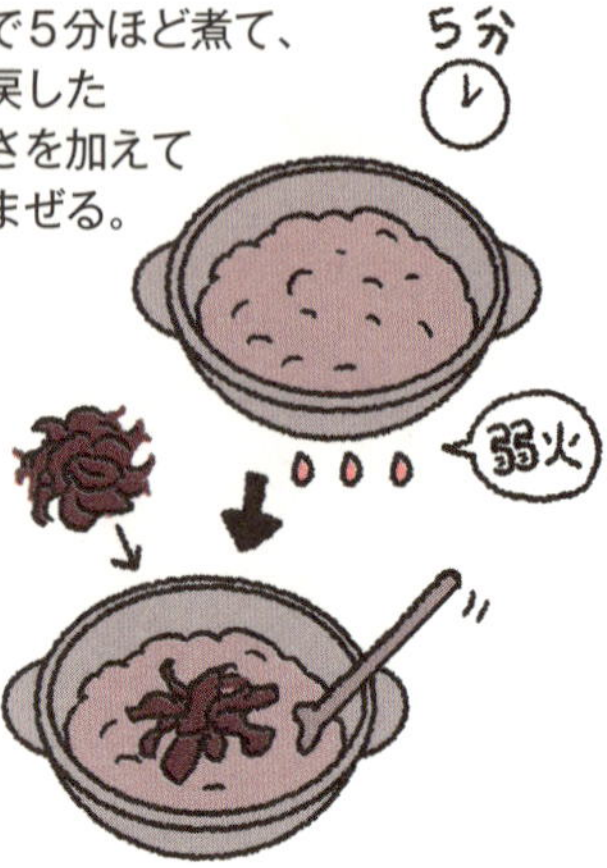

④火を止めたら蓋をして1分蒸らす。

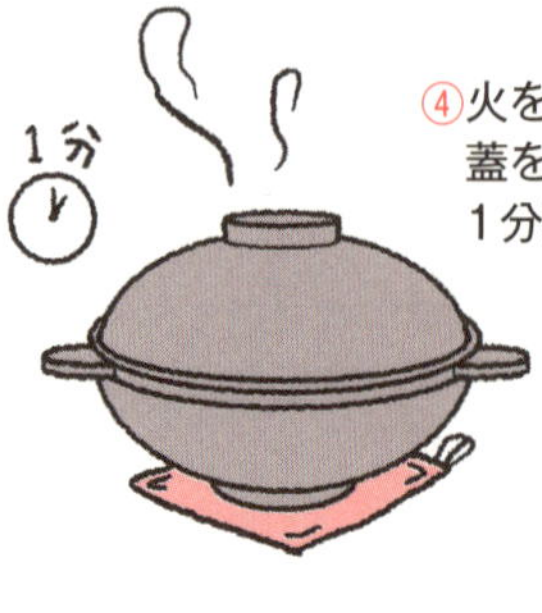

●水溶性食物繊維のおすすめレシピ③

＊ドライプルーンの赤ワイン漬け

● 材料 ●

- ドライプルーン……200g
- 赤ワイン……300cc
- シナモン……小さじ1/4
- レモン汁……大さじ1
- オレンジのしぼり汁……大さじ1

● 作り方 ●

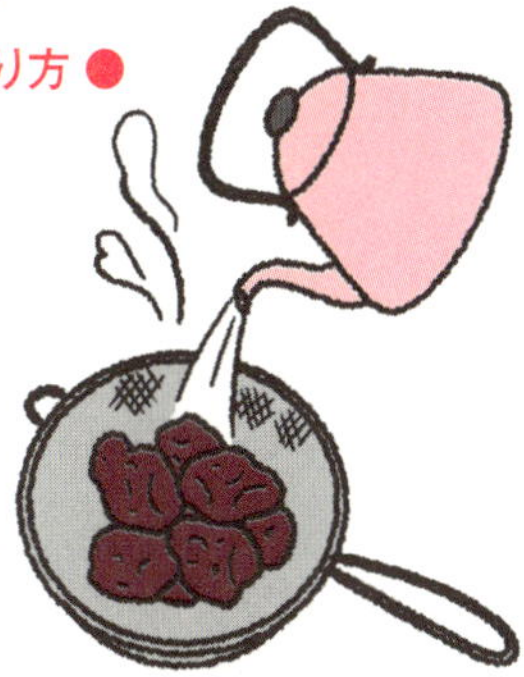

①ドライプルーンは
ざるに広げ
熱湯をかける。
キッチンペーパーで軽く水気を拭き取る。

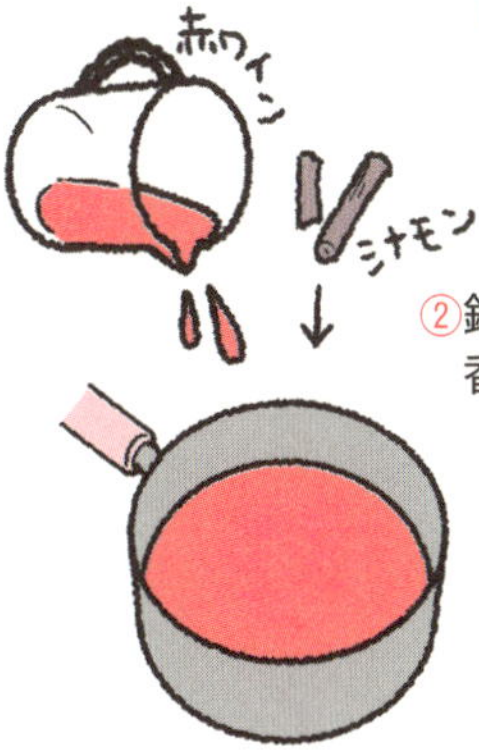

②鍋に赤ワインと
香り付けのシナモンを入れ火にかける。

③沸騰したら
プルーンを入れ、弱火で
10分煮る。

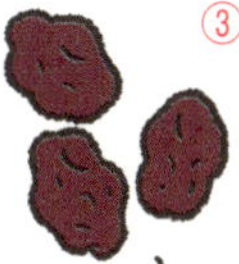

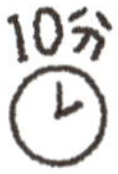

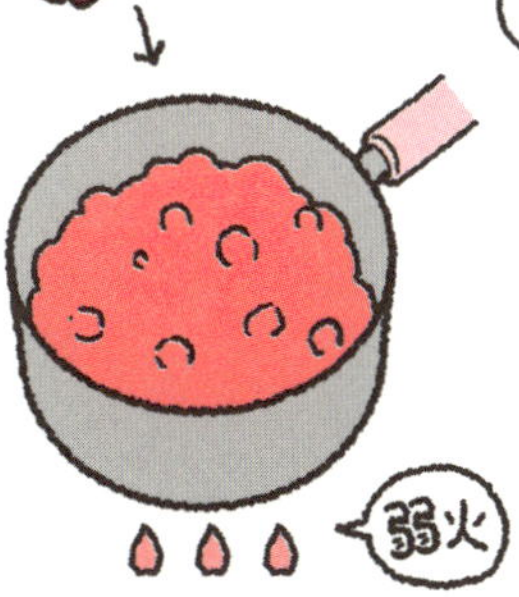

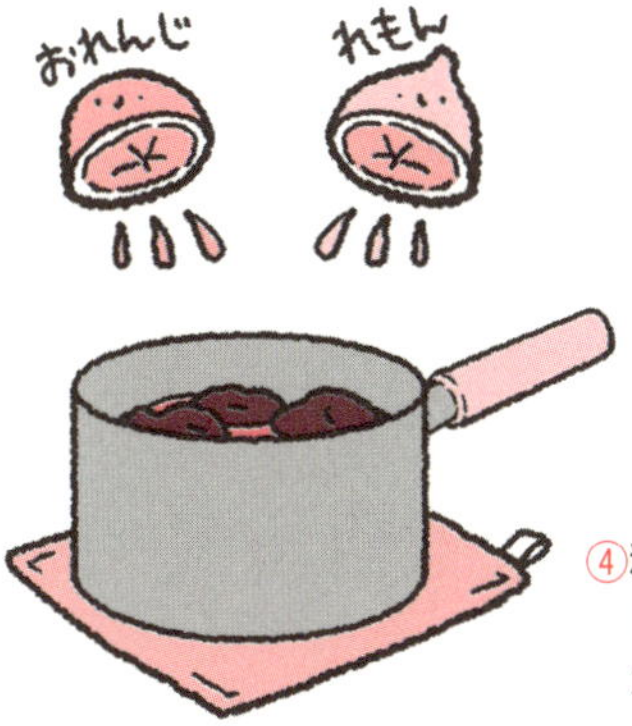

④粗熱が取れたら、
レモン汁と
オレンジのしぼり汁を加える。

脳梗塞を予防する栄養素⑤

オレイン酸は悪玉コレステロールを減らす

オレイン酸は、オリーブオイルに多く含まれる一価不飽和脂肪酸です。料理にオリーブオイルを多用する地中海沿岸地方では、ほかのヨーロッパ諸国に比べ心疾患が少ないことから、オレイン酸の効果に注目が集まるようになりました。

欧米の研究によれば、オリーブオイルには、悪玉のＬＤＬコレステロールを抑制する作用があることが分かっています。

オレイン酸はオリーブオイル以外にも紅花油や菜種油、マカダミアナッツやアーモンド、アボカドなどに多く含まれています。

生はもちろん、オレイン酸は熱に強いので、加熱調理でも大丈夫です。ただし、オレイン酸を多く含む食材はカロリーが高いので、摂り過ぎには気をつけてください。例えば肉料理の一品を魚介のマリネに置き換えるなど、日々のカロリーの範囲内で、肉やバターなどの動物性の油脂をオレイン酸に替える献立を考えるとよいでしょう。

●オレイン酸のおすすめレシピ

＊アジのカルパッチョ

● 材料 ●

●アジ（刺身用）……2～3人前　●大葉……5枚
●オリーブオイル……大さじ1と1/2　●柚子胡椒……小さじ1
●ワインビネガー……大さじ1/2　●レモン汁……大さじ1/2

● 作り方 ●

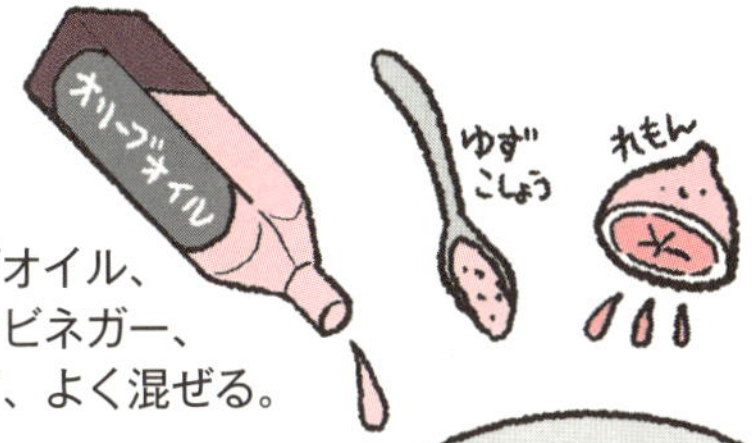

①ボウルにオリーブオイル、柚子胡椒、ワインビネガー、レモン汁を入れて、よく混ぜる。

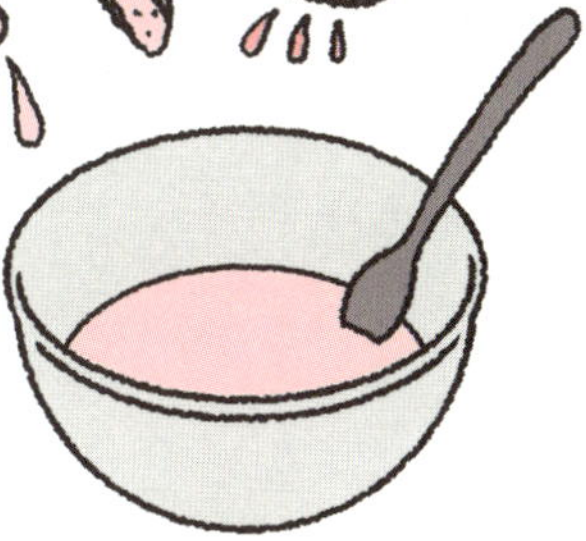

②アジの刺身を器に並べ、①の付けダレをかける。

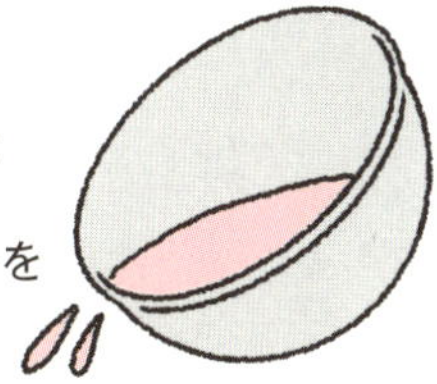

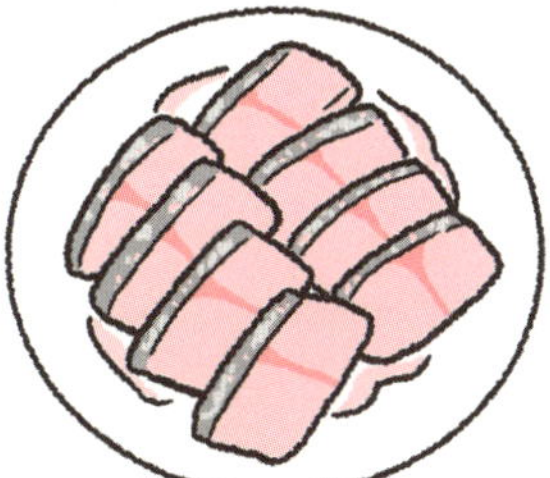

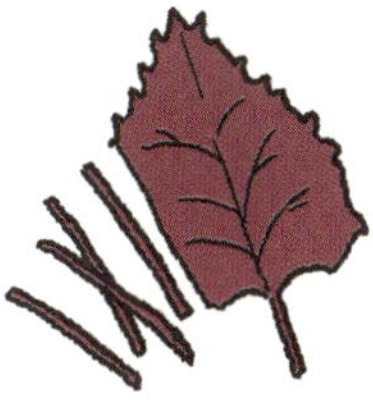

③細切りにした大葉を散らす。

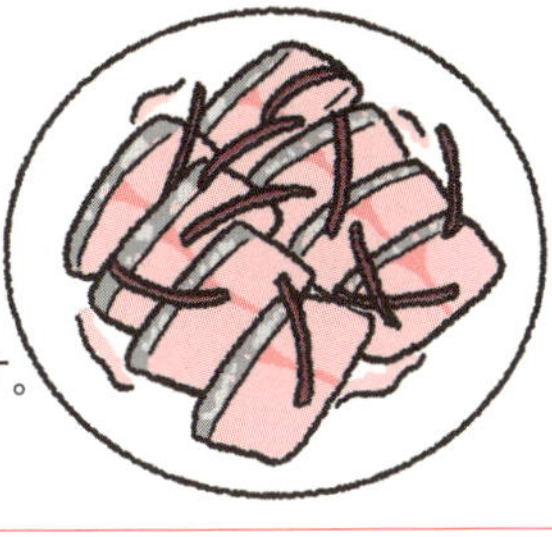

ビタミンCの抗酸化作用で動脈硬化の進行を抑える

ビタミンCは、野菜や果物に多く含まれる水溶性ビタミンの一種です。ビタミンCには抗酸化作用があり、脳梗塞の原因となる動脈硬化を抑える働きがあります。

呼吸によって体内に取り込まれた酸素は、一部が活性酸素などのフリーラジカルに変化して、細胞を傷つけ動脈硬化などの原因を作ります。ビタミンCには、このフリーラジカルを排除する抗酸化作用があるのです。

ビタミンCは人の体内では合成することができないので、外部から摂取する必要があります。ビタミンCが多く含まれる食材は、レモン、グレープフルーツ、キウイフルーツ、赤ピーマン、芽キャベツ、ブロッコリーなどです。水に溶けやすく、熱に弱いので、サラダやジュースで摂るとよいでしょう。加熱する場合は、煮るより短時間でサッと炒めたほうが損失が少なくすみます。また、ブロッコリーなどの野菜類は、ゆでるよりも、電子レンジで短く加熱するほうがビタミンCの残留量が多くなります。

●ビタミンCのおすすめレシピ

＊グレープフルーツのサラダ

● 材料 ●

●グレープフルーツ……2個　●トマト……1個
●キウイフルーツ……2個　●オリーブオイル……大さじ1
●レモン汁……大さじ1　●はちみつ……小さじ1
●塩・コショウ……少々

● 作り方 ●

①グレープフルーツは
皮と薄皮をむき、食べやすい
大きさにほぐす。

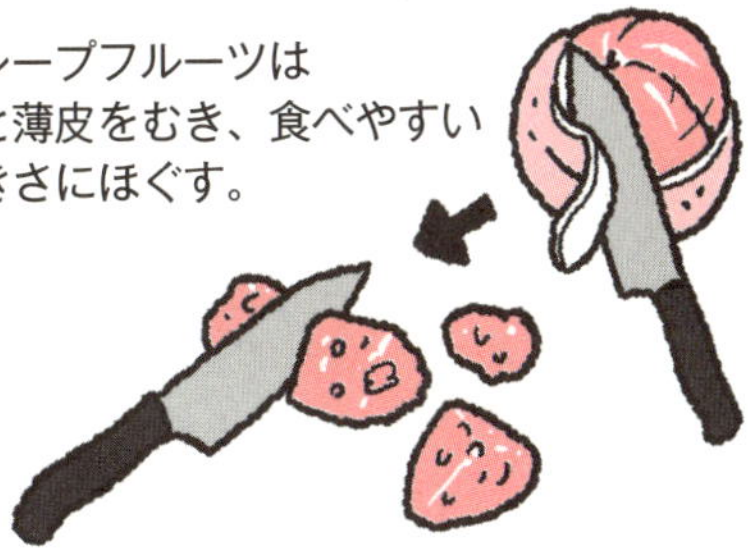

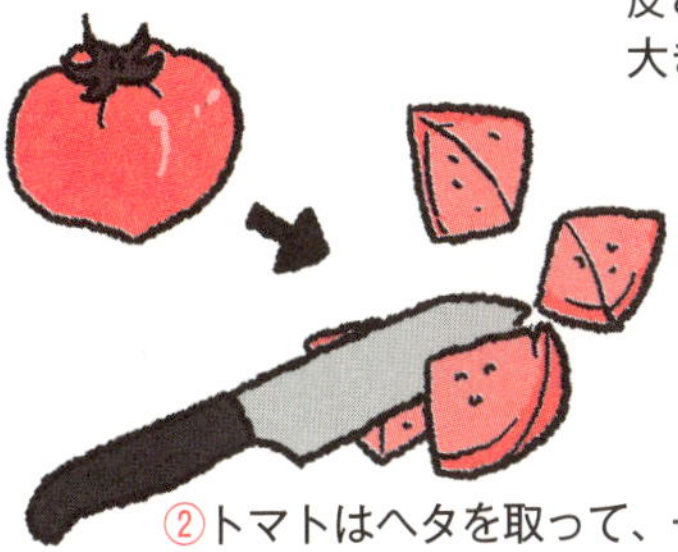

②トマトはヘタを取って、一口大にカットする。

③キウイフルーツも
皮をむいて食べやすい
大きさに切る。

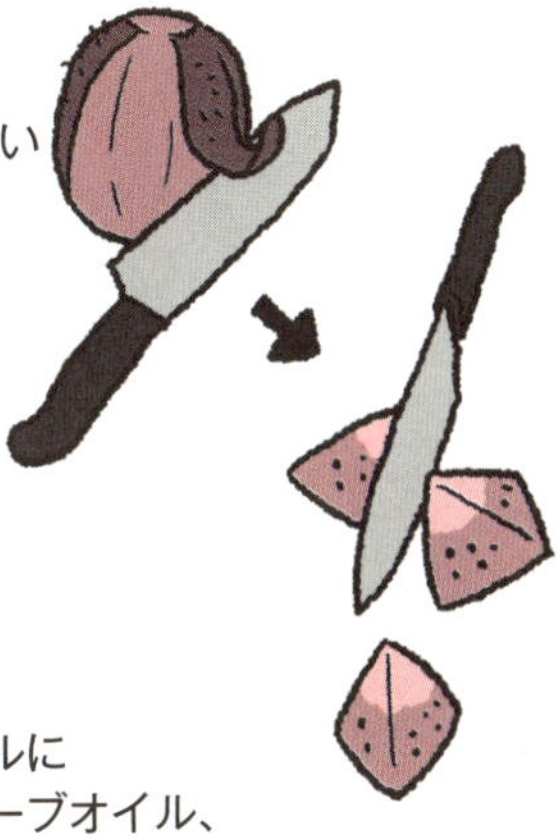

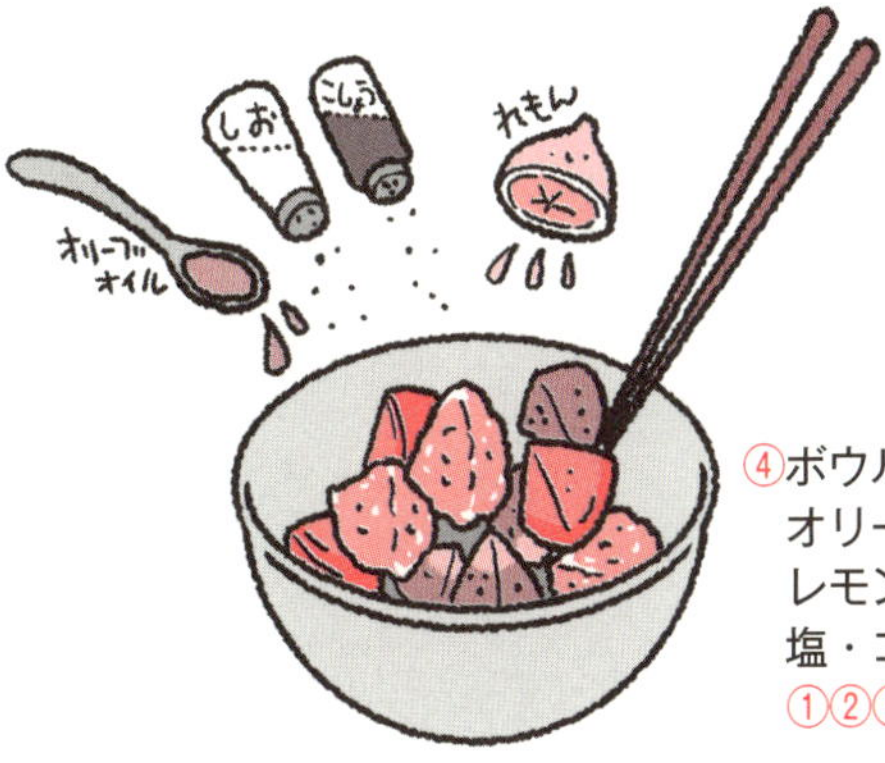

④ボウルに
オリーブオイル、
レモン汁、はちみつ、
塩・コショウを入れて混ぜ、
①②③を和える。

マグネシウムの不足が高血圧の引き金になる

マグネシウムは、人の体に必要なミネラルのひとつです。骨や歯を形成するとともに、体内のさまざまな代謝を助けており、血液循環を正常に保つのに重要な役割を果たしています。マグネシウムが不足すると高血圧の引き金になりかねません。

人の体内ではカルシウムとマグネシウムが拮抗して働きながら、血管の収縮・拡張をコントロールしています。しかしマグネシウムが不足して、バランスが崩れてしまうと、血管の弾力性が失われ、血液の流れが滞ってしまいます。また、マグネシウムにはカルシウムによる血液凝固作用を阻止する働きもあります。

マグネシウムが多く含まれる食材は、ひじきやワカメなどの海藻類、大豆やアーモンド、カシューナッツなどです。ひじきはカルシウムとマグネシウムが2対1という理想的といわれる割合で含まれていて、食物繊維も豊富です。水に戻してハンバーグやサラダに混ぜるなど、煮物だけでなく、いろんな料理に活用できる食材としておすすめです。

●マグネシウムのおすすめレシピ

＊豆腐とひじきのハンバーグ

● 材料 ●

- 木綿豆腐……1丁
- 乾燥ひじき……20g
- 鶏挽肉……150g
- ねぎ……1/2本
- しょうが……1かけ
- 塩……少々
- 片栗粉……大さじ1

● 作り方 ●

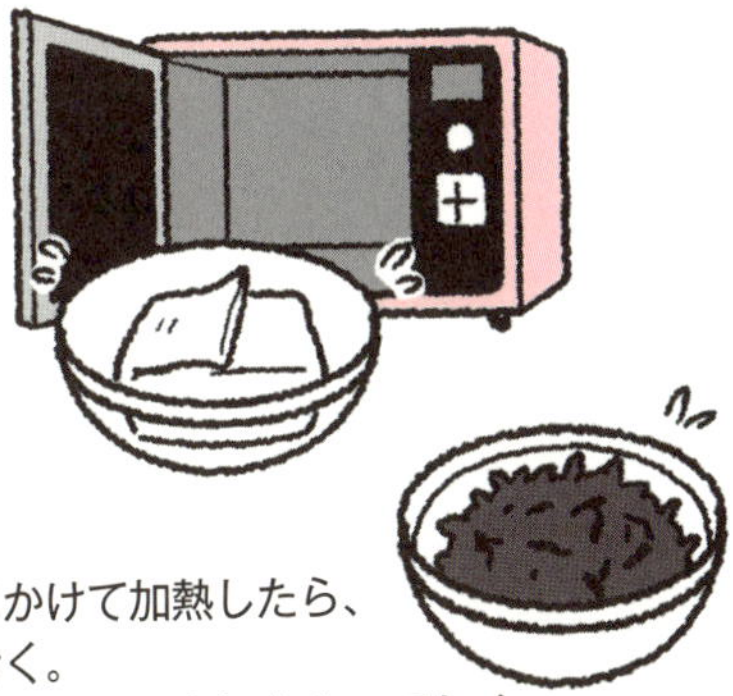

①豆腐は2～3分レンジにかけて加熱したら、
重しをして水切りしておく。
ひじきは水で戻してザルに上げて水気をきっておく。

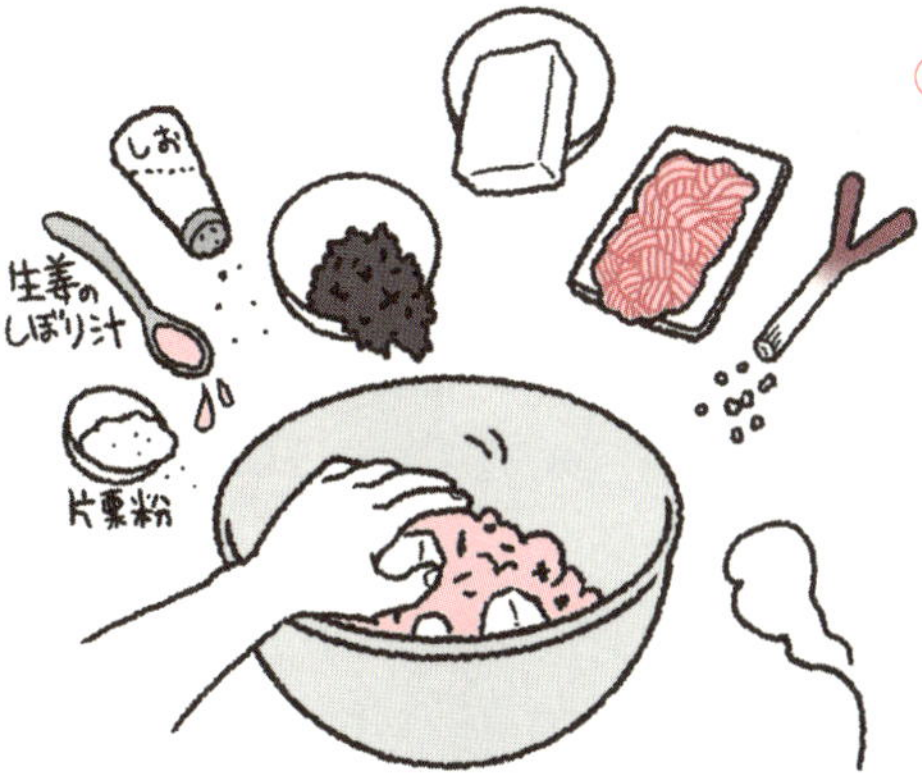

②ボウルに鶏挽肉、
豆腐、ひじき、
ねぎのみじん切り、
しょうがのしぼり汁、
塩、片栗粉を加え、
手でよくこねる。

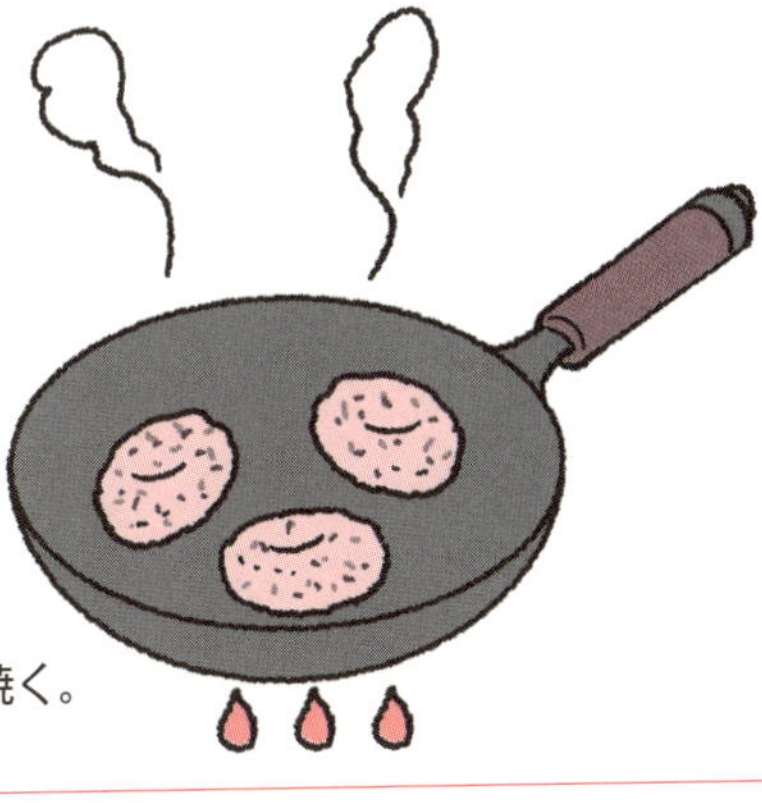

③タネを小さめの
ハンバーグ大に成形し、
油をうすく引いた
フライパンでこんがり焼く。

脳梗塞を予防する栄養素⑧

葉酸は脳梗塞の原因となるホモシステインを抑制する

近年の研究により、アミノ酸の一種「ホモシステイン」が、脳梗塞の発症に関係があることが分かってきました。ホモシステインは肝臓内で、システインという物質に作り変えられるのですが、その過程において葉酸を必要とします。

しかし、葉酸が不足すると、過剰になったホモシステインが血液中に流れ出て、悪玉のLDLコレステロールと結びついて動脈硬化を進行させると考えられています。

血中のホモシステイン値を増加させないためには、葉酸を欠かさないようにすることが大切です。葉酸はモロヘイヤ、枝豆、ほうれん草、ブロッコリーなどの野菜に多く含まれています。鶏・牛・豚のレバーや、イチゴ、マンゴー、パパイヤにも多く含まれます。

ただし、水溶性のビタミンなので、一度にたくさん摂取しても汗や尿で体外に排出されてしまいます。葉酸は身近な野菜に多く含まれるので、朝、夕におひたしを一品加えるなど、こまめに摂るよう心がけるとよいでしょう。

●葉酸のおすすめレシピ

＊モロヘイヤと枝豆のおひたし

● 材料 ●

- モロヘイヤ……1束
- 枝豆……100g
- だし汁……大さじ2
- ねりがらし……小さじ1
- しょうゆ……小さじ1
- 刻みのり……適量

● 作り方 ●

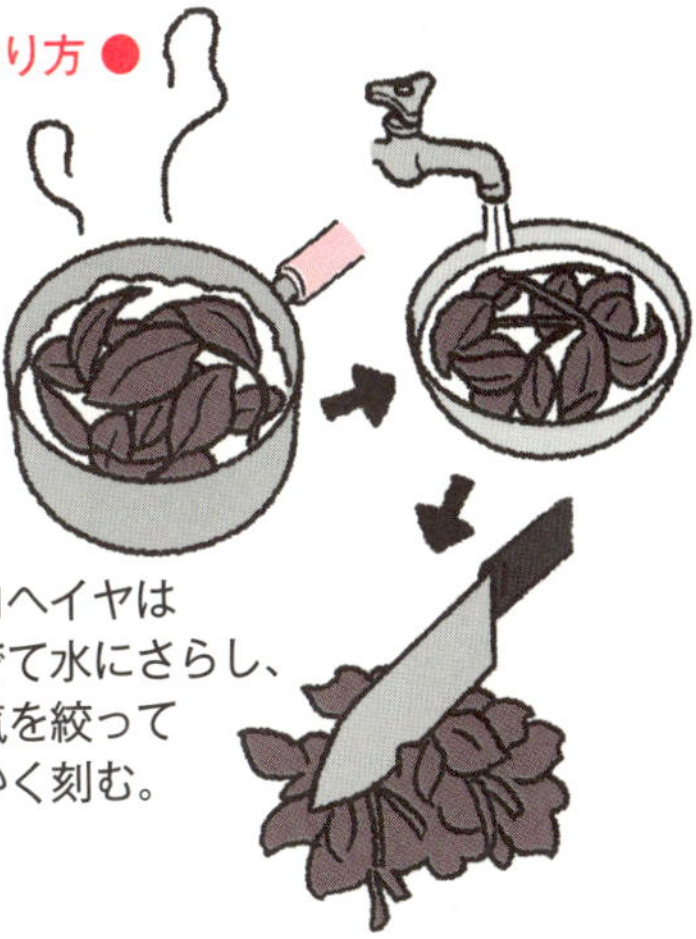

①モロヘイヤはゆでて水にさらし、水気を絞って細かく刻む。

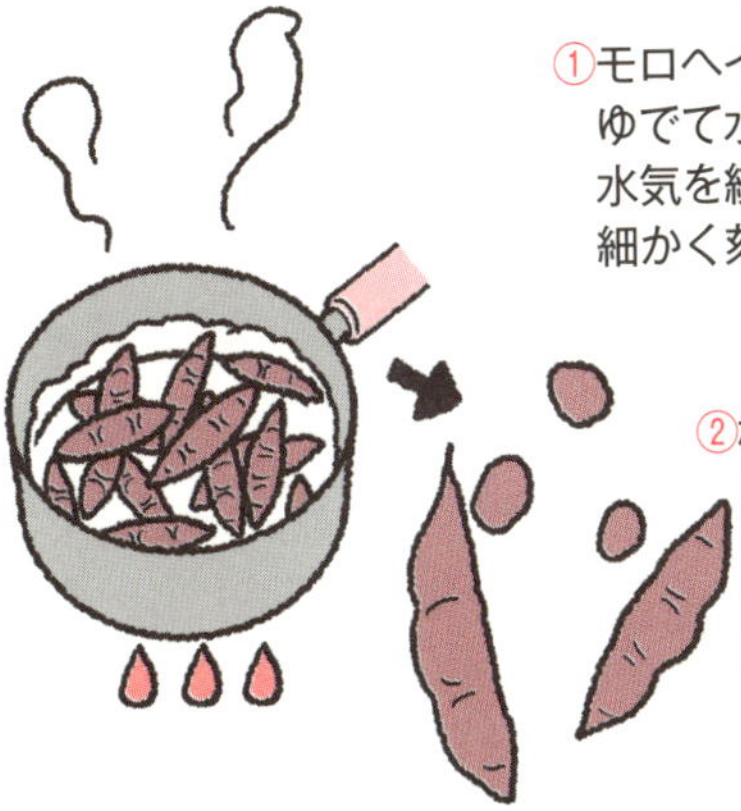

②枝豆はゆでて、さやから出しておく。

③ボウルにだし汁、ねりがらし、しょうゆをまぜ、①と②を和える。

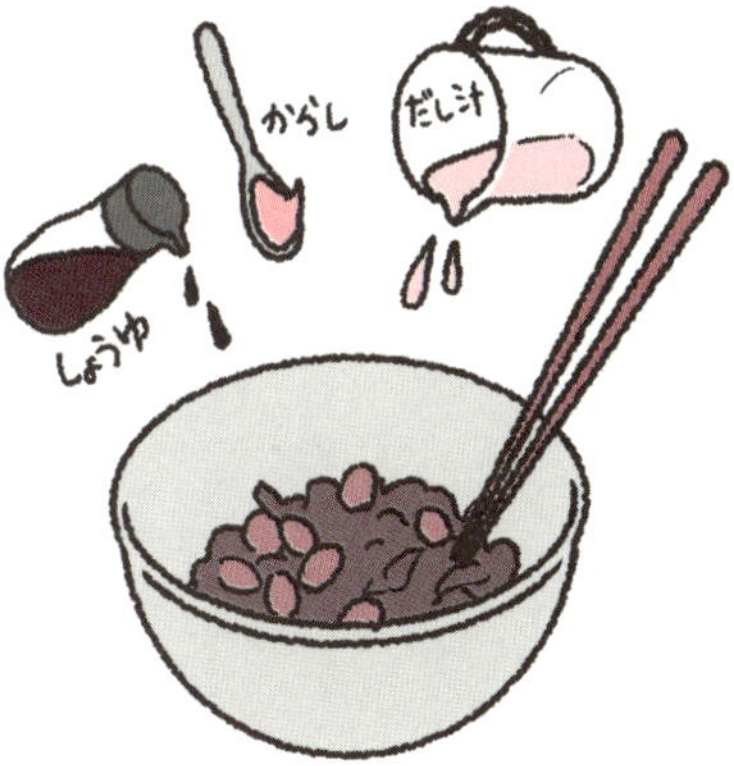

④刻みのりを散らす。

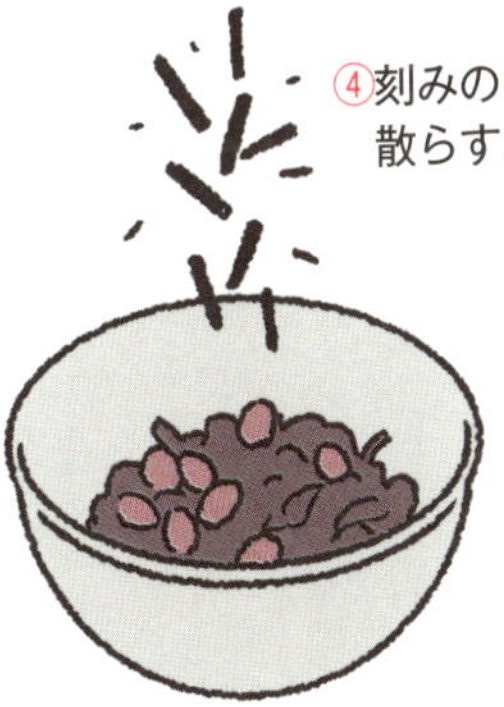

カリウムの不足が高血圧を引き起こす

カリウムは体の機能を一定に保つために欠かせないミネラルです。体内ではナトリウムと拮抗して働いていて、不足すると高血圧を引き起こす原因となります。

カリウムは細胞内に多く存在し、ナトリウムは血液などの細胞外に多く存在し、お互いに浸透圧を調整しながら、水分の状態を一定に保っています。しかし塩分の摂り過ぎでナトリウムが増えてしまうと、浸透圧を下げようとして細胞内から水を取り込み、その結果、血液の量が増えて高血圧を招いてしまいます。これを元の正常な状態に戻すには、拮抗関係にあるカリウムを摂ることが有効です。また、カリウムには腎臓でナトリウムの排出を促して、血圧を下げる作用もあります。

カリウムの多い食材は、海藻類や切干大根、干ししいたけ、大豆、ほうれん草、さといも、バナナ、アボカドなどです。水溶性で熱に弱いので、サラダや和え物など、加熱の少ない調理法にすると効率よく摂ることができます。

●カリウムのおすすめレシピ

＊切干大根のサラダ

● 材料 ●

- 切干大根……30g
- きゅうり……１本
- ごま油……大さじ1
- 酢……大さじ1/2
- しょうゆ……小さじ1
- 砂糖……小さじ1
- 白ごま……適量

● 作り方 ●

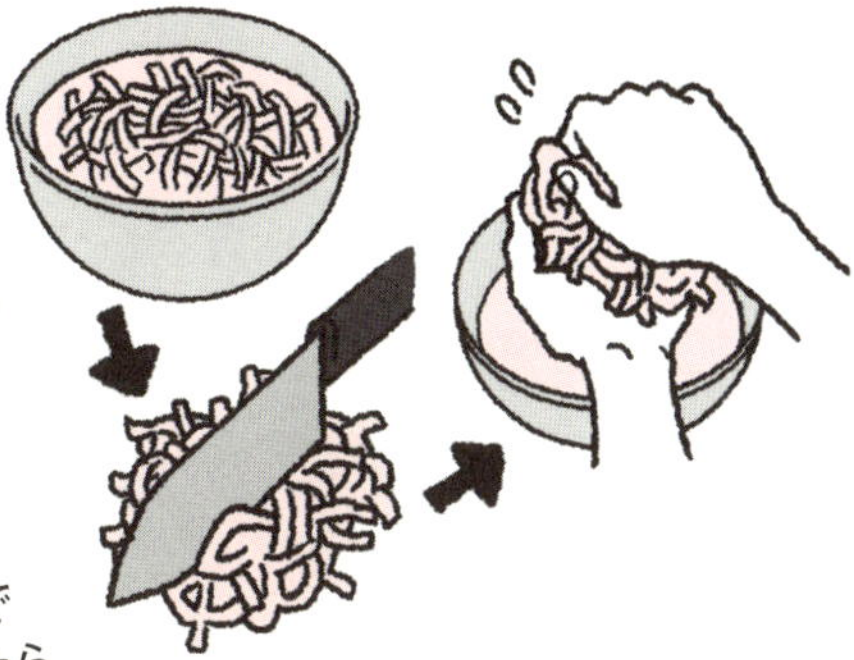

①切干大根は水でもみ洗いをしたら、ざるに上げ、20分ほど放置したのち、ざく切りにする。

②きゅうりは細切りにして、軽く塩でもみ水分を絞る。

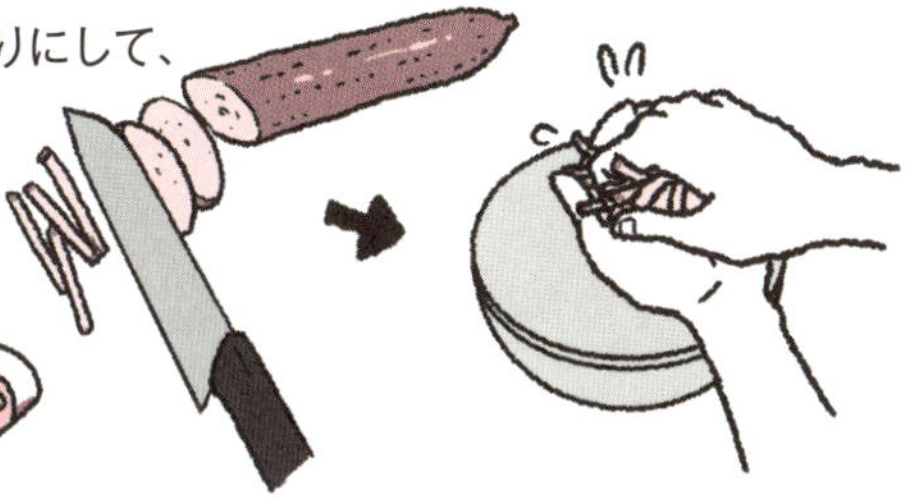

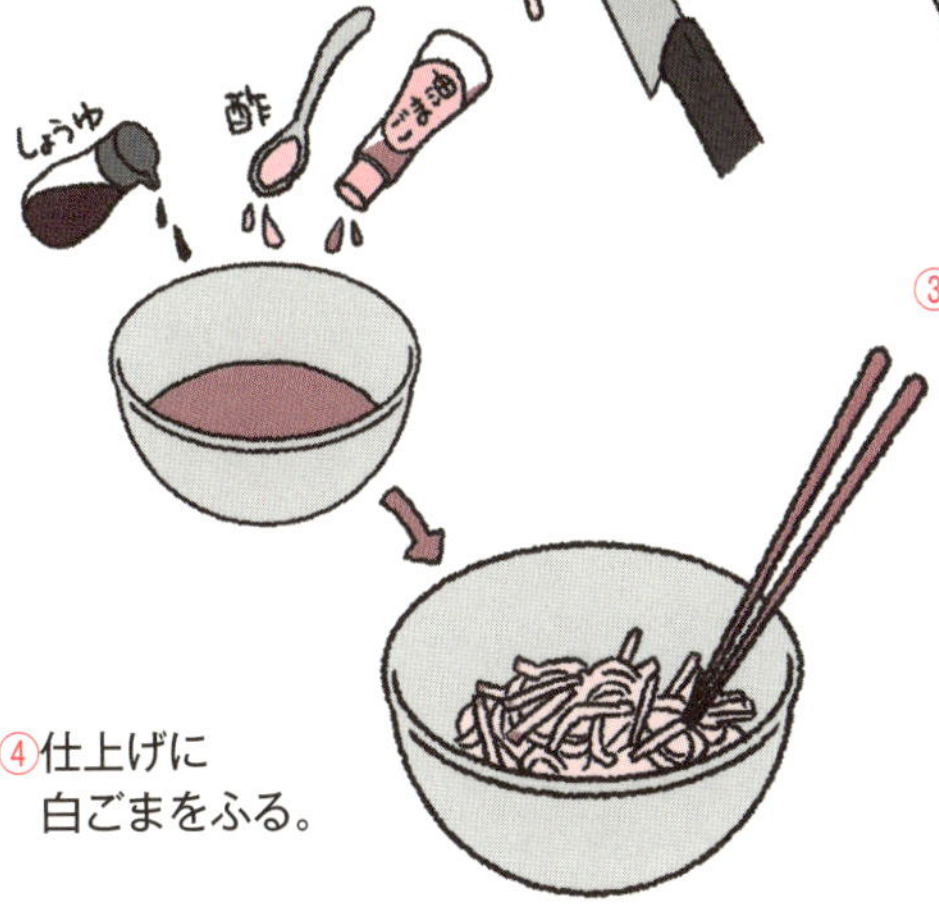

③ボウルにごま油、酢、しょうゆ、砂糖を入れドレッシングを作り、材料を和える。

④仕上げに白ごまをふる。

コラム

もしものときは何科を受診するか

脳梗塞は、早期発見と治療開始までのスピードが非常に重要な病気です。

かぜだと思って内科へ行ったり、目が見えにくいといって眼科を受診したり、症状を見誤って発見を遅らせてしまう例は決して少なくありません。

手足の片側に異常がある、うまくしゃべれない、目の見え方が変だ……などの症状が突然起きたら（第５章参照）、迷わずに一刻も早く「神経内科」か「脳神経外科」のある病院を受診して、「脳卒中専門医」に診察してもらってください。

特に、脳梗塞の危険因子がある人、無症候性脳梗塞（隠れ脳梗塞）がある人、過去に脳卒中を起こしたことがある人は、普段から近くにある総合病院や大学病院、神経内科や脳神経外科の診療体制が整っている病院を調べておきましょう。

また、かかりつけ医がいる場合は、緊急時に既往歴や服用している薬について問い合わせができるように連絡先を書きとめたメモを用意しておくことをおすすめします。

第5章

脳梗塞の早期発見と最新治療

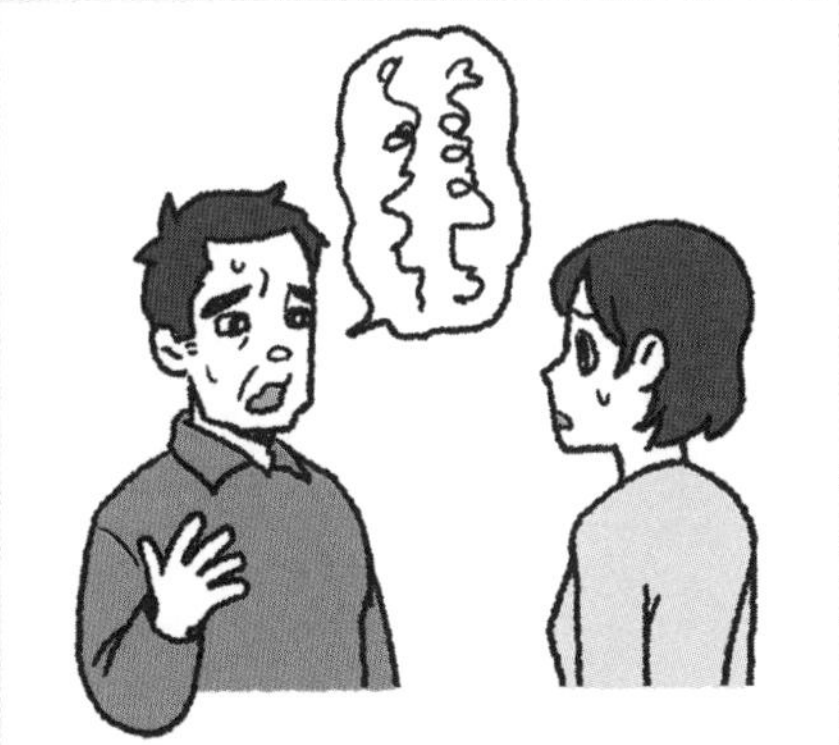

脳梗塞の予防・早期発見に脳ドックを有効利用しよう

脳梗塞の危険因子である生活習慣病の低年齢化（44ページ参照）が進んでいることもあり、ある程度の年齢に達したら、脳の健康状態を調べておく必要があります。

脳ドックは健康保険が適用されないため、1回の検査に5万~10万円程度かかりますが、脳梗塞の予防と早期発見にたいへん有効です。

特に、40歳以上で危険因子をいくつか持っている人や、家族が脳梗塞（脳卒中）を起こしたことがある人は、脳ドックを定期的に受けることをおすすめします。

ただし、医療機関によって検査内容や検査機器に差があります。必ず日本脳ドック学会に加盟している施設を選び、同学会が定めた検査項目（左表）を守っているか、神経内科医や脳神経外科医などの専門医が担当しているかなどに注意して病院を選ぶとよいでしょう。同学会のホームページ（http://jbds.jp/）で加盟している医療機関が検索できますので、ぜひ参考にしてください。

●脳ドックで行う主な検査項目

検査項目	内容	必須
問診	健康状態を知る基本的な情報を調べるために行います。問診表に記入することが多く、本人や家族の病歴などを調べます。	◎
身体所見の診察	体型、顔色などの外見の観察のほか、身長・体重の測定、肥満度、血圧測定などを行います。心臓、頸部の動脈の聴診も行われます。	◎
神経学的診察	脳の障害による神経の異常が起こっていないかを、手足、目の動き、皮膚の感覚、腱反射などで調べます。	◎
高次脳機能検査	知的機能、言語能力を調べる検査です。主に初期の認知症の発見に使われます。	◎
血液検査	血液一般検査（赤血球数、ヘモグロビン、白血球数など）、血液生化学検査（血糖、コレステロールなどの血清脂質など）が行われます。	◎
尿検査	比重、尿たんぱく、尿糖、潜血、ウリビリノーゲンなどを調べます。	◎
エックス線撮影検査	胸部エックス線撮影のほか、頭部（頭蓋骨）、頸椎のエックス線撮影も行います。	◎
心電図検査	心機能を調べる検査です。狭心症や心筋梗塞などの虚血性心疾患、心房細動などの不整脈を調べます。	◎
頭部MRI検査	脳を縦、横の方向から輪切りに撮影して、脳の状態を調べます。脳梗塞の発見には不可欠の検査です。	◎
頭部MRA検査	頭部MRIの画像から、脳の血管の画像だけ抽出します。脳の動脈硬化や動脈瘤の有無を調べる検査です	◎
頸動脈超音波検査	頸動脈エコーともいいます。頸動脈に超音波を当てることによって、動脈硬化の有無や進行状態を調べます。	◎
脳波検査	脳の電気的な活動を調べる検査です。てんかんや認知症の発見に有効です。	

◎マークのあるものは、日本脳ドック学会が定めた必須の検査です。

脳ドックで検査を受けるとどんなことが分かるのか

脳ドックの検査にかかる時間は半日か長くても1日程度です。ＭＲＩ（磁気共鳴画像）やＭＲＡ（磁気共鳴血管撮影）、頸動脈エコー（超音波検査）などで脳や脳および頸部の血管を詳しく検査します。検査に伴う苦痛はほとんどありません。

脳ドックでは、左表のような脳の病気が発見できます。隠れ脳梗塞と呼ばれる無症候性脳梗塞（46ページ参照）もそのひとつです。これらの病変は脳梗塞やくも膜下出血などにつながる可能性があり、早期発見により重大な脳疾患を未然に防ぐことができます。また、脳以外の一般的な健康状態の検査も同時に行われるので、脳梗塞の危険因子である高血圧や糖尿病、脂質異常症、さらに心房細動などの異常も発見できます。

1回受けて異常がなくても安心せず、継続して定期的に検査を受けることが重要です。脳ドックで異常が見つかった人は1年に1回、異常がなかった人でも危険因子をもっていれば数年に1回は脳ドックを受診して、脳梗塞の予防に努めてください。

●脳ドックで発見される主な病変

無症候性脳梗塞
脳卒中の症状がない脳梗塞。
隠れ脳梗塞ともいいます

未破裂脳動脈瘤
くも膜下出血を起こしていない脳動脈瘤です

無症候性頸動脈狭窄
脳卒中の症状がない脳動脈の狭窄です

認知症などの認知機能障害

脳腫瘍や脳血管奇形

高血圧、糖尿病、脂質異常症、心房細動などの脳卒中の危険因子

こんな症状が起きたらすぐ病院へ①

片側の麻痺やしびれ

脳梗塞の特徴的な症状のひとつが、体の片側にだけ起こる麻痺やしびれです。ある日突然に起こり、その症状が続くのが脳梗塞の大きな特徴です。

麻痺は運動障害の症状で、力が入らない運動麻痺の状態です。例えば、手に持っていた箸を落としてしまう、足が動かず引きずってしまうといった症状です。しびれとは、ビリビリするような感覚障害です。正座をして足がしびれたときと似た感覚です。

ただし、箸を落としても自分で拾えるならば脳梗塞ではなく、老化など別の理由だと思われます。脳梗塞による麻痺では、落としたものを拾おうとしても拾えないのが特徴です。

また、脳梗塞の症状は右半身か左半身のどちらか一方だけに起こります。両側とも麻痺やしびれを起こすことはほとんどありません。運動麻痺かを判断するには、まず両腕を地面と平行に伸ばしてみてください。片方の腕だけ徐々に下がってくるならば麻痺が起きています。運動麻痺は手と腕だけに起こるケースや、足だけに起こるケースもあります。

●こんな症状がでたら即病院へ！
運動障害と感覚障害

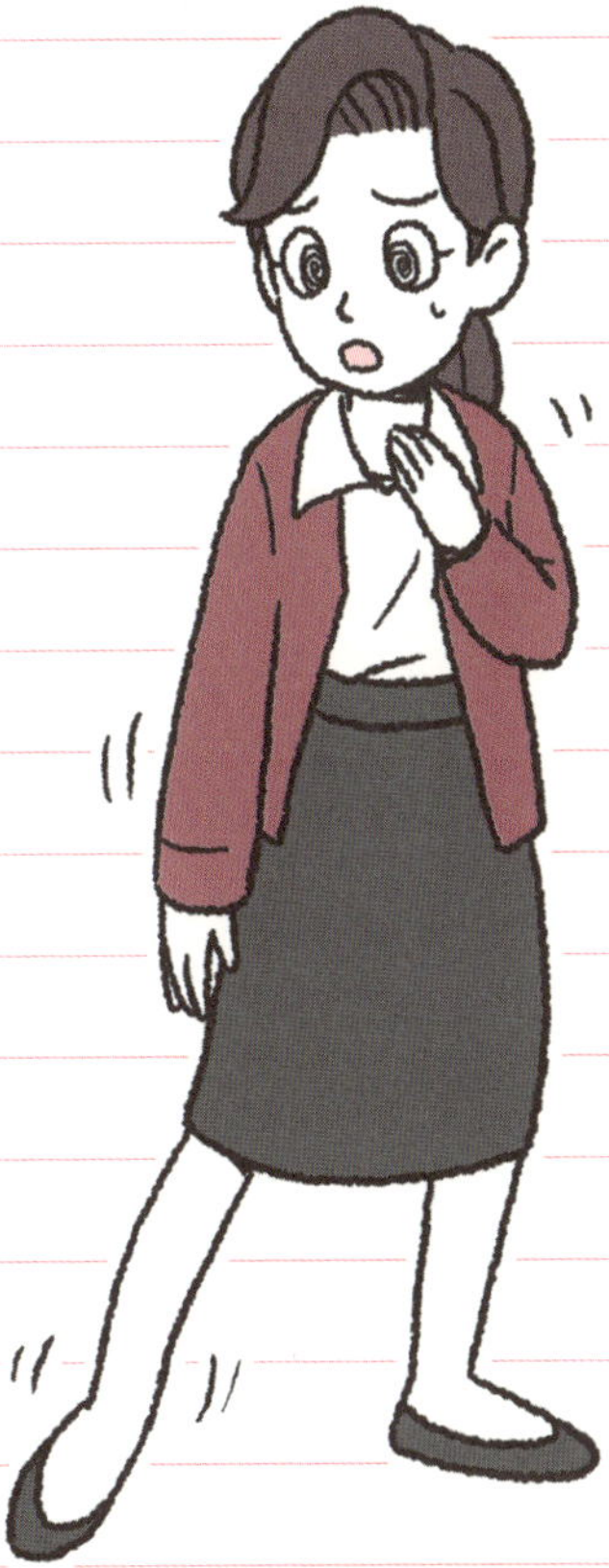

運動障害
（片麻痺）
体の左右どちらか
一方の手や足が、
急に動かなくなったら
脳梗塞の
疑いがあります。

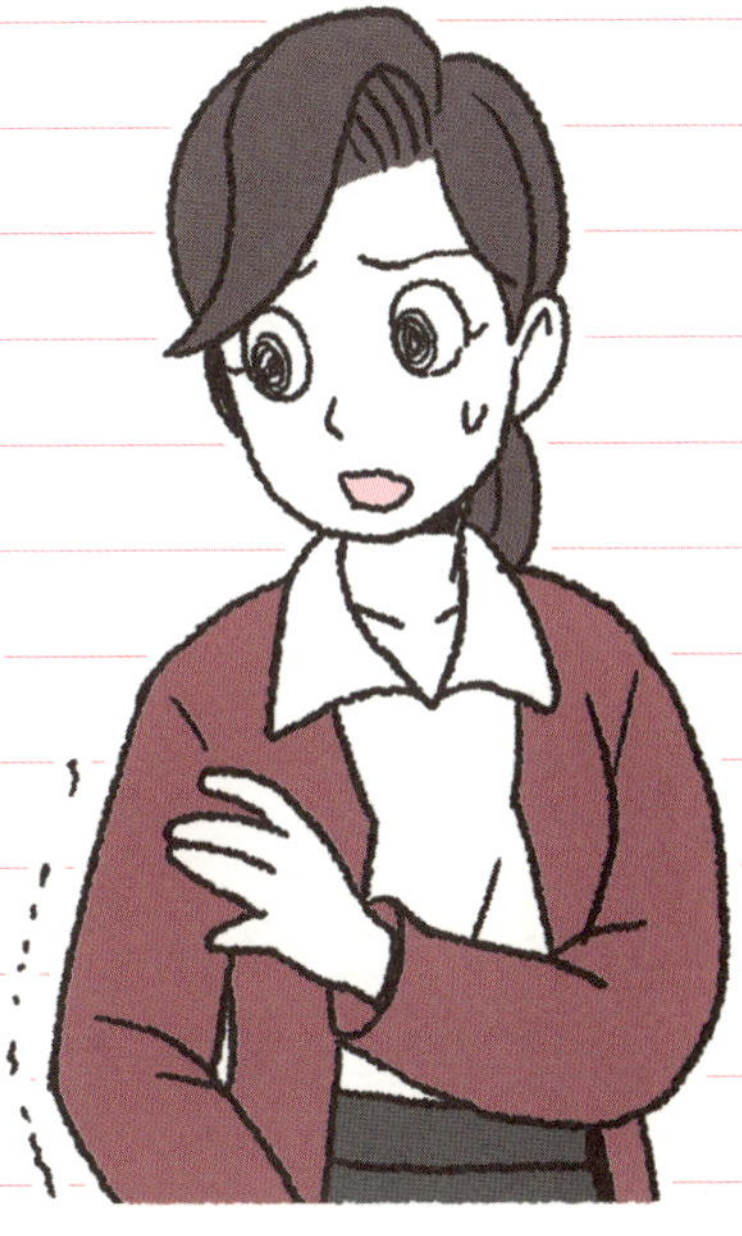

感覚障害
体の左右どちらか
一方の手や足などの
感覚がなくなったり、
しびれが現れたら
脳梗塞の
疑いがあります。

こんな症状が起きたらすぐ病院へ②

顔がゆがむ

顔がゆがむのも、手足が動かなくなるのと同じ運動障害のひとつです。顔の右半分、または左半分が麻痺を起して動かなくなります。しびれなどの感覚障害が同時に起こることもあります。

症状が強くでている場合は、目じりや口の片側がへの字に下がって見えるので、はっきりと識別できるはずです。

もし症状が分かりにくい場合は、鏡の前で、にっこり笑ってみたり、「チーズ」と言ってみて、表情が左右で非対称になっていないか、片側の頬や口がゆがんでいないかをチェックしてみてください。

顔のゆがみは脳梗塞以外でも起こることがありますが、脳梗塞の症状の場合は、顔の片側下半分だけが麻痺を起こす点と、手足の麻痺が同時に起こることが多いという点が判断材料となります。

●こんな症状がでたら即病院へ！

顔面麻痺

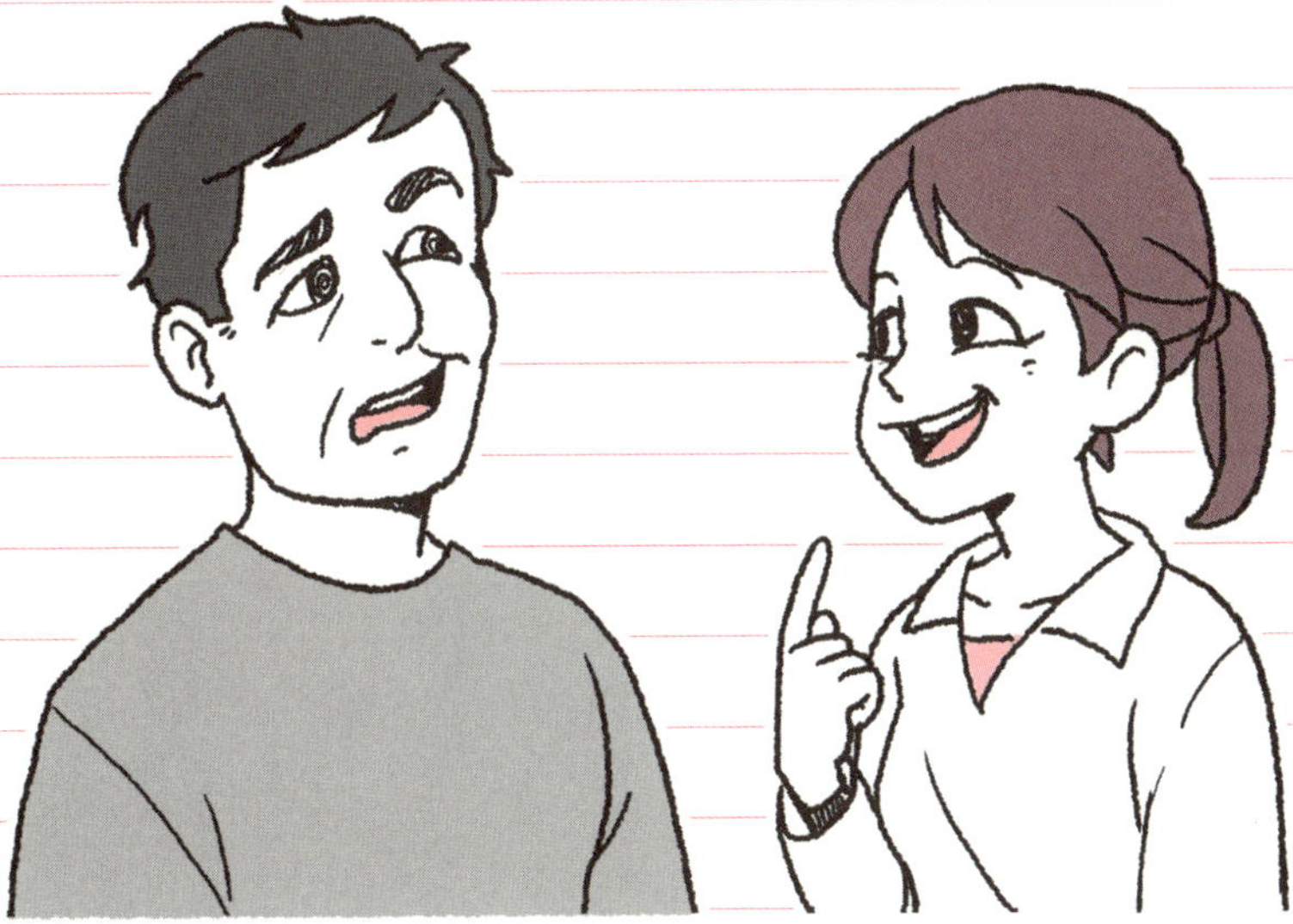

顔の表情が左右で異なったり、
左右どちらか一方の
顔面がひきつったり、
片側の口や頬がゆがんでいたら
脳梗塞の疑いがあります。

こんな症状が起きたらすぐ病院へ③

言葉がうまく話せない

言葉がもつれてうまく話せないのは言語障害の一種で、構音障害（発音するための口や舌の形ができない）といいます。

会話は理解できていて、思ったことを口に出そうとするのに、舌が回らずうまく話せないという症状が起きます。大脳が梗塞している場合は特に「ラ行」の音が発音しにくくなり、小脳の梗塞の場合は「タ行」が言いにくくなるのが特徴です。

症状を識別するには、「ラリルレロ」、「タチツテト」、「ルリもハリも照らせば光る」、「パタカパタカ」と繰り返し言ってみてください。滑舌やリズムが悪いようであれば、脳梗塞を疑う必要があります。

なお言語障害には、構音障害のほかに失語という症状があります。失語には、思った言葉がなかなか出てこない運動性失語と、相手の質問が理解できずに勝手に言葉が出てしまう感覚性失語があります。

●こんな症状がでたら即病院へ！

言語障害

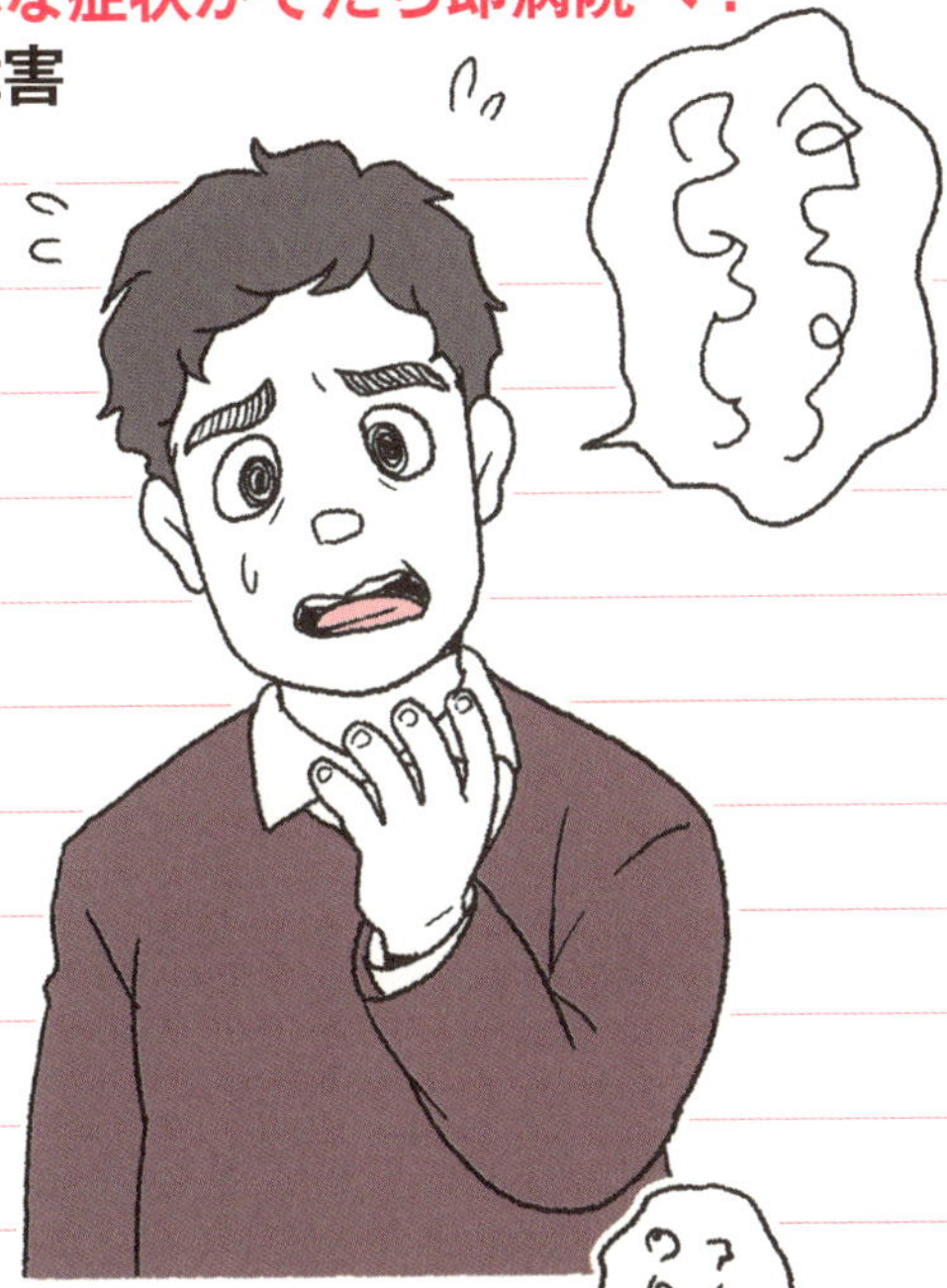

急にろれつが
回らなくなったり、
話そうとしているのに
言葉が出てこなくなったり、
相手が何を
話しているのか
理解できなくなったりと、
言葉や会話に
障害が現れたら、
脳梗塞の
疑いがあります。

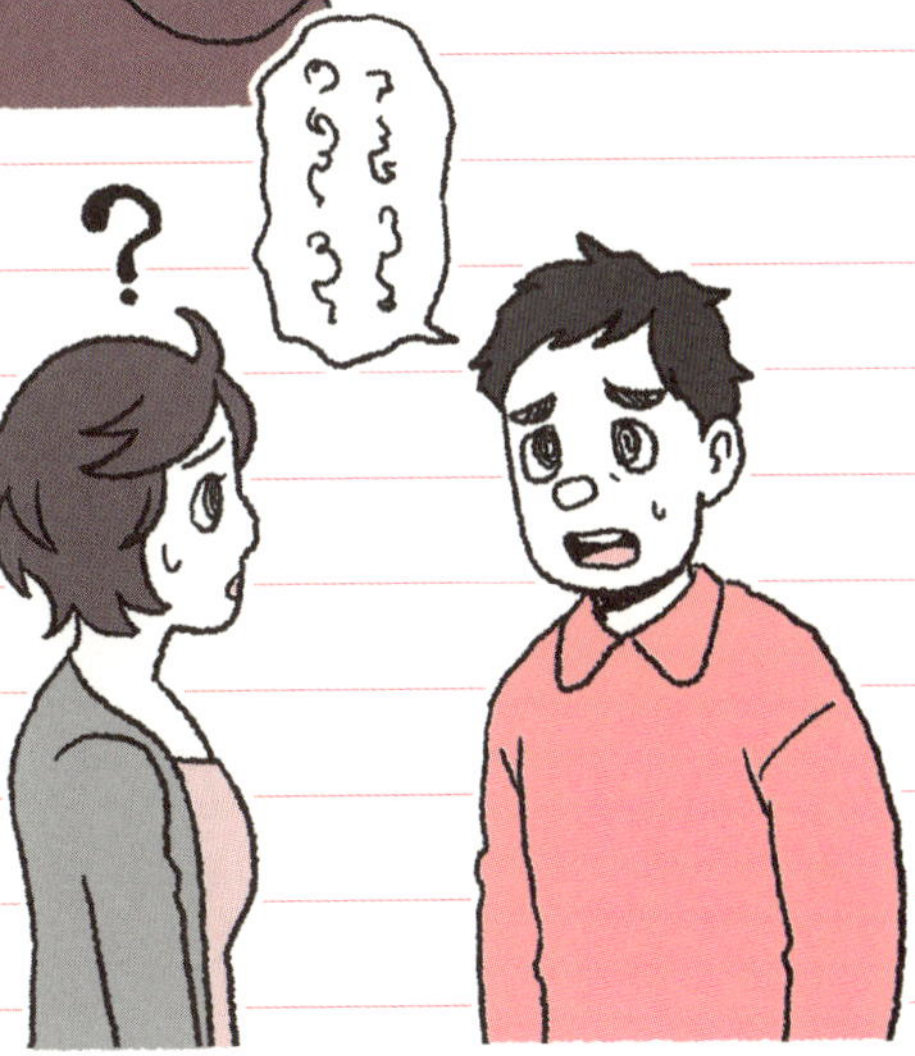

こんな症状が起きたらすぐ病院へ④

その他の症状

前項で説明した運動障害、感覚障害、言語障害の3つの代表的症状のほか、左記のような症状が起こった場合も脳梗塞が疑われます。

●視野障害……「半盲」という症状が特徴です。これは右目で見ても、左目で見ても、両目で見ても視野の左右どちらかが半分見えない状態をいいます。

●複視……両目で見たときに物が二重に見えます。片目で二重に見えるのは眼科疾患です。

●めまい……グルグル回ったり、グラグラ揺れるようなめまいがほかの症状と一緒に現れた場合は脳梗塞が疑われます。

●運動失調……力は入るのに体がふらついたり、手足の動きがぎこちなくなります。

●頭痛……脳梗塞で頭痛が生じることは少なく、突然の激しい頭痛の場合は第一にくも膜下出血が疑われます。

●健忘……突然に健忘が起こるのが特徴。徐々に現れる場合は、認知症などが疑われます。

●こんな症状がでたら即病院へ！

視野障害と運動失調

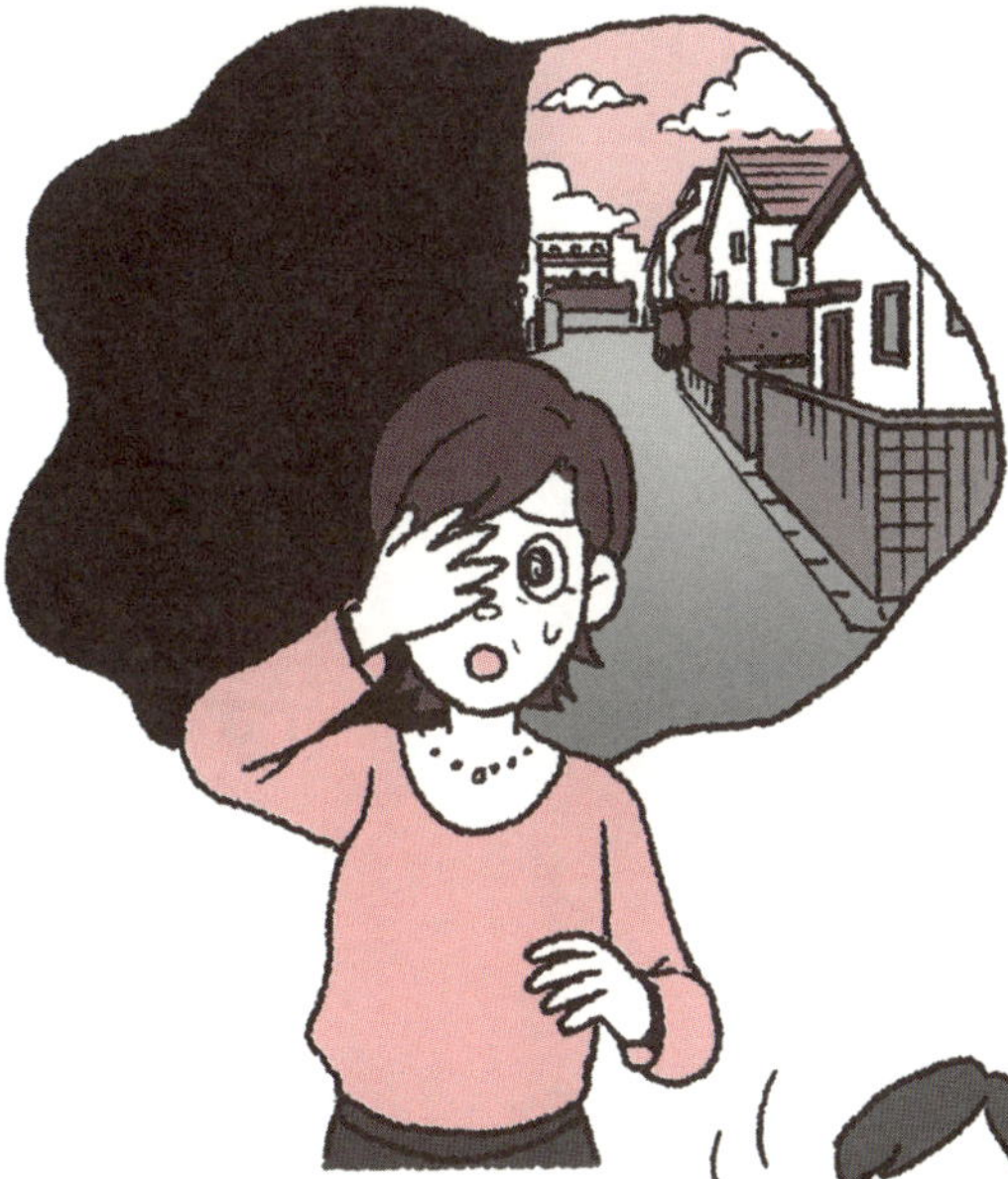

視野障害

右目で見ても、
左目で見ても、
両目で見ても、
左右どちらか
半分の視野が欠けて
見えなくなったら
脳梗塞の
疑いがあります。

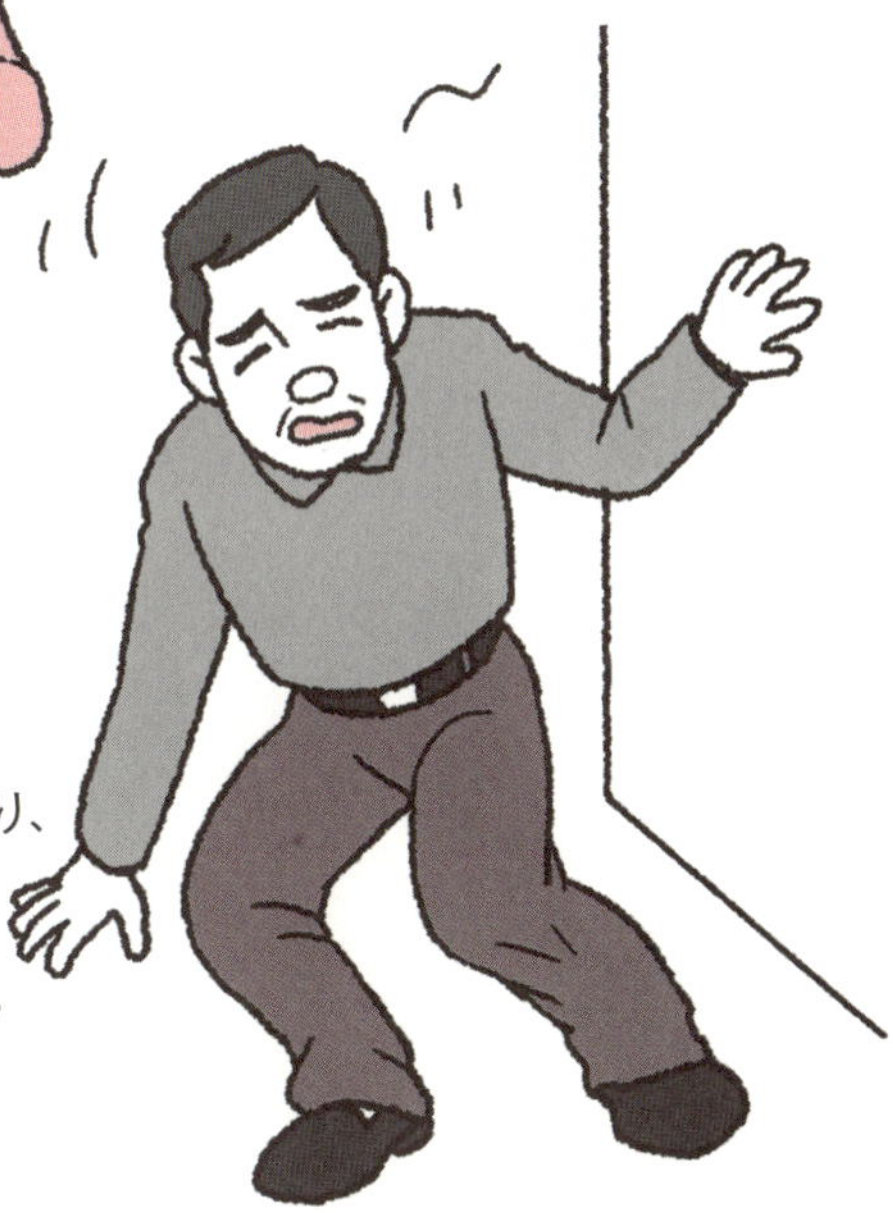

運動失調

急にふらふらして
立っていられなくなったり、
手足の動きが
ぎこちなくなったら
脳梗塞の疑いがあります。

こんな症状が起きたらすぐ病院へ⑤

TIAの症状が現れたら

第1章で解説した一過性脳虚血発作（TIA）が起こった場合も、できるだけ早く専門医を受診して治療する必要があります。

TIAの代表的な症状は、①片側の麻痺やしびれ、②言葉がうまく話せない、③片目が見えなくなるの3つです。①と②は脳梗塞の症状と同じですが、③の片目が見えなくなるというのは、片目だけがシャッターを降ろしたように見えなくなる状態です。これも、急に起こることがポイントです。

慌てて眼科へ行く人が多いのですが、「ある日突然、片目だけが見えなくなった」のであればTIAを疑わなければなりません。

なお、TIAの症状は24時間以内には消えますが、決して放置せず専門医を受診してください。TIA発症後の脳梗塞発症リスクは「ABCD^2」スコア（左ページ参照）で評価され、診断と治療が行われます。スコアが4点以上の場合は入院治療が必要です。

●TIAの脳卒中発症リスクスコア（ABCD²スコア）

A（AGE＝年齢）	
60歳以上	1点
B（Blood pressure＝血圧）	
140／90mmHg以上	1点
C（Clinical symptoms＝症状）	
体の片側の麻痺	2点
麻痺を伴わない言語障害	1点
D（Duration＝TIAの持続時間）	
症状の持続時間が60分以上	2点
10～59分	1点
D（Diabetes＝糖尿病）	
あり	1点

▼▼▼

4点以上で入院治療が必要

万が一に備えて覚えておこう「ACT FAST」

「何か様子がおかしいな?」と思ったときに、簡単かつ迅速に対処する方法として、「ACT FAST」というキャッチフレーズを覚えておいてください。

「ACT」は「行動しなさい」の意味ですが、「FAST」は「早く」の意味のほか、次の頭文字を表しています。

▼F……Face（顔）顔の片側がゆがんでいないか?
▼A……Arm（腕）片方の腕が下がってこないか?
▼S……Speach（言葉）言葉がしっかり話せるか?
▼T……Time（時間）一刻も早く救急車を呼ぶ

顔・腕・言葉をチェックして、ひとつでも異常があれば脳梗塞が疑われます。一刻を争う状態なのですぐに救急車を呼んでください。症状が治まった場合も、ためらったり、様子をみたりせず、すぐに脳卒中専門医を受診してください。

●周りの人も協力して　脳梗塞の兆候を見逃さない！

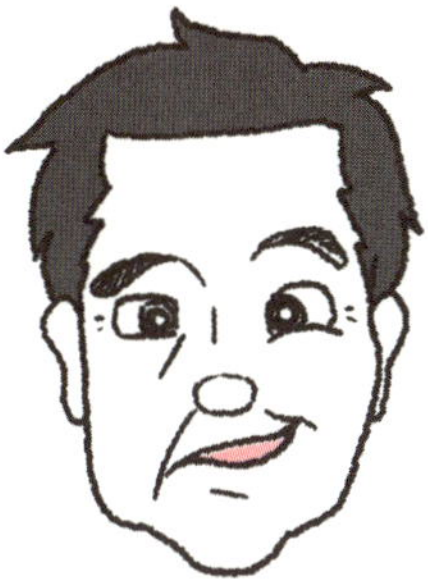

顔

家族の一人の顔がゆがんでいたり、
表情がひきつっていたら、
その人に自分と同じ表情ができるか
確かめてください。
もし、顔がゆがんだままだったら
脳梗塞の疑いがあります。

手

家族の一人に片麻痺のような
症状が現れたら、目を閉じて、
両手を上げてもらってください。
片方の手しか上がらなかったり
片方の手が下がってきたら
脳梗塞の疑いがあります。

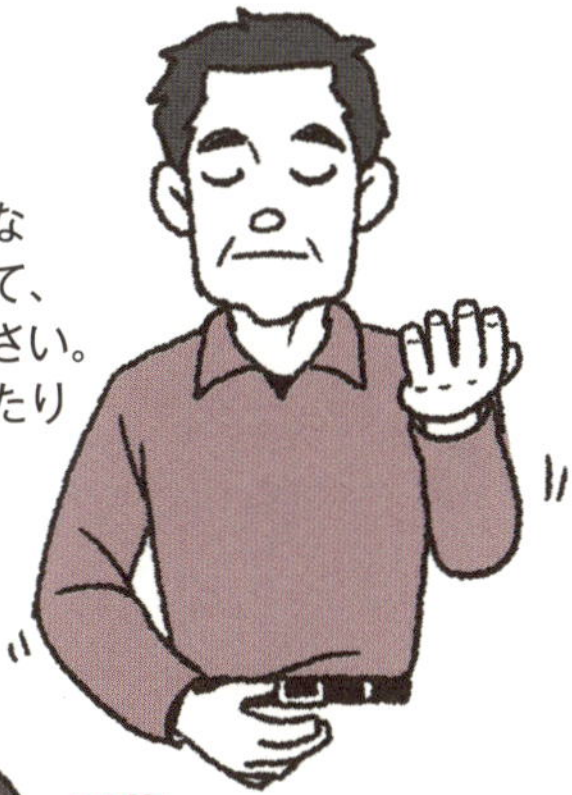

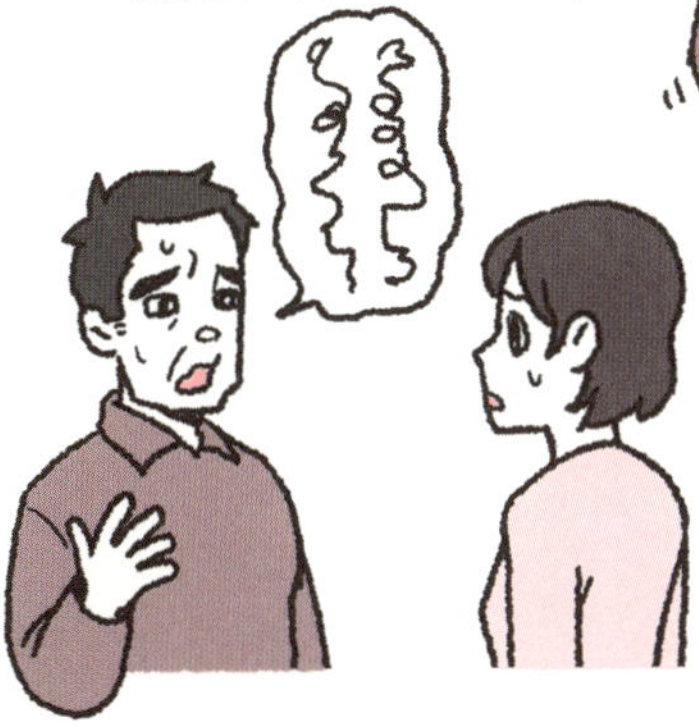

言葉

家族の一人と話していて、
急にろれつが回らなくなったり、
口ごもって言葉が出てこなかったり、
会話の内容がおかしかったら
脳梗塞の疑いがあります。

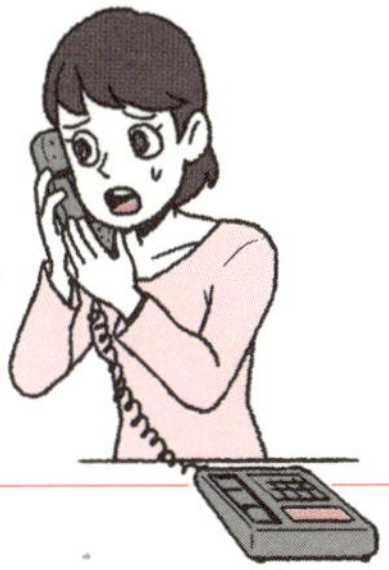

**上の３つのうち１つでも該当したら、
脳梗塞の疑いがあります。
すぐに救急車を呼んでください。**

救急車を呼ぶメリットと到着までにすべきこと

少しでも脳梗塞が疑われる場合は必ず救急車を呼んでください。t-PA（198ページ参照）による治療は、発症から4時間半以内というタイムリミットがあるのです。

意識があるし動けるからと、タクシーや自家用車で病院へ向かうのはたいへん危険です。途中で症状が悪化する可能性もあります。また、病院にたどり着いても救急患者として扱ってもらえず、治療が遅れる可能性があります。そもそもどこの病院へ行くかの選択も難しいものですが、救急車ならば適切な検査や治療が受けられる病院へ運んでくれます。渋滞の心配もありません。

救急車を待っている間は、脳への血流が減少しないように必ず患者さんを寝かせてください。立たせたり、歩かせたりは厳禁です。ネクタイやベルトなど体を締め付けるものは緩めてください。呼吸が苦しそうなときは、タオルなどを丸めて背中の下に入れ、あごが上に上がるようにすると楽になります。

●発作から救急車の到着までに

救急車の到着を待つ間に家族が行うこと

処理しやすい場所に
そっと移動する

衣服をゆるめ、
靴を履いていれば脱がす

気道を確保する

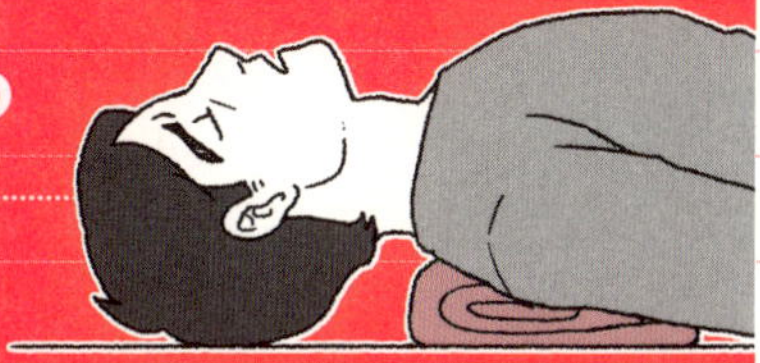

嘔吐の症状が
あれば
顔を横に向ける
（麻痺があるほうを上に）

発症直後から1~2週間後の急性期治療が何より大事

病院に到着したら、まず救急処置を行ってから確定診断に必要な検査が行われます。検査の結果、脳梗塞の診断がついたらすぐに治療が始められます。

脳梗塞の治療は、「急性期」と「慢性期」に大きく分けられますが、発症直後から1~2週間に行われる急性期治療が非常に重要になります。

脳梗塞が起こり、脳の血流が途絶えると脳組織は壊死に至ります。血流が途絶えている時間が長いほど壊死は広がるため、片麻痺や言語障害などの後遺症が強く残ります。

したがって、この急性期に血流を再開させたり、血栓に対する治療を徹底して行うことが、重症化や後遺症をできるだけ防ぐカギになるのです。

また急性期は合併症を起こすリスクも高いため、合併症予防の対策がとられます。

一方の慢性期治療では、後遺症を改善させるリハビリテーションや再発予防のための薬物療法などが中心となります。

●脳梗塞治療の流れ

発症

検査、
診断

発症直後

急性期治療

血流再開、
合併症の予防、
管理

1～2週間

慢性期治療

再発の予防、
管理、
後遺症対策

発症後4時間半以内の超急性期の治療がポイント

急性期の内科的治療では、血栓溶解療法、抗凝固療法、抗血小板療法などがあり、脳梗塞のタイプや発症からの経過時間によって治療法が選択されます（201ページ参照）。

脳梗塞を発症すると、梗塞した部位から先の脳神経細胞が壊死してしまいますが、その周辺にはまだ壊死には至っていない半生状態の細胞があります。これをペナンブラといいます。ペナンブラは時間とともに壊死していきますが、早期に血流を改善する治療を行えばペナンブラは救われ、障害される範囲を最小限に食い止めることが可能です。

その時間の目安となるのが、発症直後から治療を開始するまでの4時間半以内であり、急性期のなかでも「超急性期」と呼ばれています。

この超急性期であれば、血栓溶解薬であるｔ-ＰＡの静注療法が受けられる場合が多く、ペナンブラを救って後遺症を軽減することが可能です。つまり、発症後4時間半以内の超急性期に血栓溶解療法が受けられるかどうかが、脳梗塞治療の重要なポイントとなります。

●脳梗塞発症から治療開始までの流れ

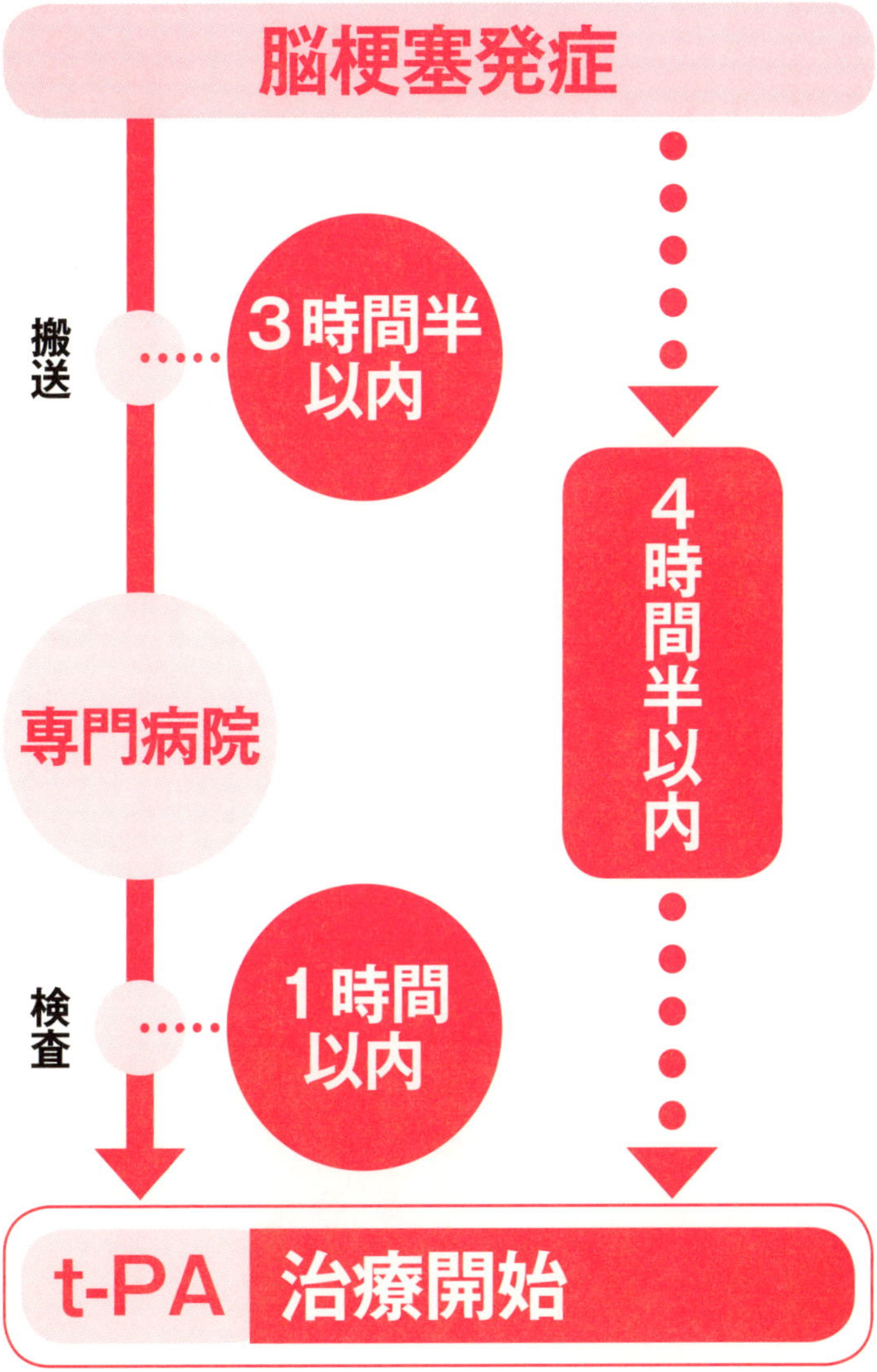

回復率を大幅に上げる血栓溶解療法「t－PA」

超急性期の血栓溶解療法は、梗塞を起こした血栓を溶かして血流を再開させる治療法で、「t‐PA（組織プラスミノーゲン活性化因子）」という薬を静脈に点滴して行われます。

アテローム血栓性脳梗塞、ラクナ梗塞、心原性脳塞栓症のいずれのタイプにも使え、t‐PA静注療法を受けた患者さんは、受けていない患者さんに比べて、完全回復するか後遺症が軽くなる人が3割も多くなります。

脳梗塞に対して最も有効な治療法といえますが、発症から4時間半以内というタイムリミットが難点です。ペナンブラの壊死は時間とともに拡大するため、これ以上時間が経過すると、血流を再開しても効果が得られなくなるのです。

実際に4時間半以内にt‐PA静注療法を受けることができた患者さんは、脳梗塞の患者さん全体の1割以下です。いかに早期に異変に気づき、救急車を呼ぶなどの適切な対処をとるかが肝心となります。

●血栓溶解療法

脳梗塞を発症した直後の血栓は比較的溶けやすい状態にあります。
発症後すばやく、血栓溶解薬t-PA（アルテプラーゼ）を注射すると、
動脈に詰まった血栓が溶解して血流を再開させることができます。
血栓溶解療法は処置が早ければ早いほど
脳へのダメージが小さくてすみ、劇的な回復が見込めます。

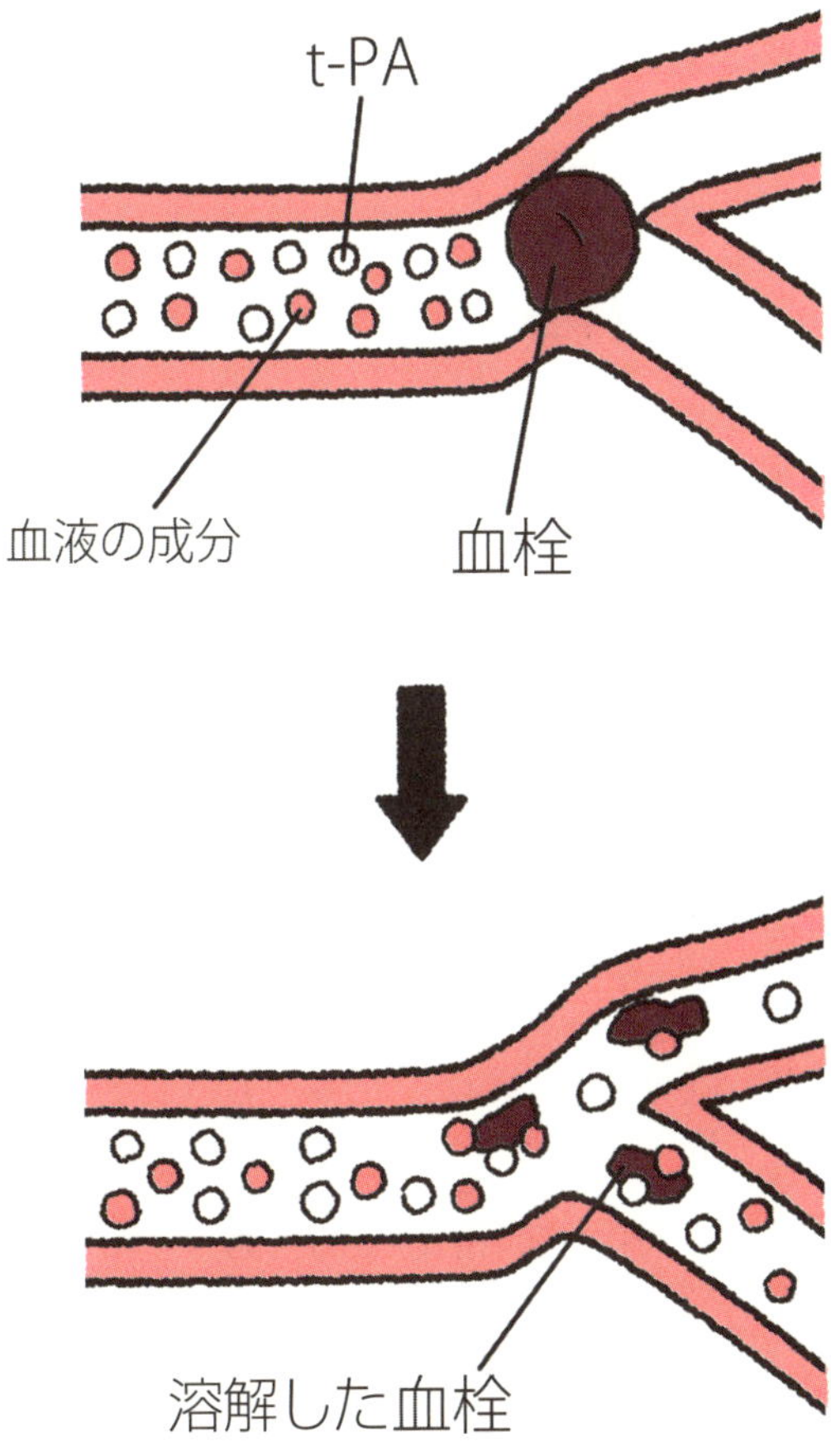

ｔ‐ＰＡが使えないときは局所線溶療法

ｔ‐ＰＡには時間制限があるほか、血液が固まりにくくなる作用があるため、過去に脳出血を発症した人や、すでに抗凝固薬を投与されている人、血圧が非常に高い人など、使えないケースがあります。

その場合は、ｔ‐ＰＡとほぼ同様の作用をもつウロキナーゼという薬で血栓を溶かす局所線溶療法がとられます。局所線溶療法ではマイクロカテーテルという細い管を脳動脈の血栓のある位置まで挿入し、そこにウロキナーゼを注入して血栓を溶かします。梗塞を起こしている局所に作用するので、出血の危険性が抑えられ、超急性期の4時間半を過ぎたあとの発症後6時間以内まで行うことが可能です。ただし、保険の適用はありません。

なお、ラクナ梗塞の場合は梗塞が細い血管に起こるため、治療の対象にはなりません。

その他、超急性期を過ぎた急性期治療では、脳梗塞のタイプによって、左表のようなさまざまな薬物療法が行われます。

●急性期に行われる主な治療

治療法	特徴	使用される主な薬	対象となる脳梗塞 アテローム血栓性脳梗塞	 ラクナ梗塞	 心原性脳塞栓症
血栓溶解療法	発症4.5時間以内に行う 点滴で血栓を溶かす	t-PA（アルテプラーゼ）	○	○	○
局所線溶療法	発症後4.5～6時間以内に行う カテーテルを使って血栓を溶かす	ウロキナーゼ	○	／	○
抗凝固療法	凝固因子の活性化を抑えて血栓ができるのを防ぐ	ヘパリン	○	○	○
		アルガトロバン	○	／	／
抗血小板療法	血小板の働きを抑えて血栓ができるのを防ぐ	オサグレル	○	○	／
		アスピリン	○	○	○
抗浮腫療法	脳の腫れを抑えて頭蓋内圧が上がるのを防ぐ	グリセロール	○	／	○
		マンニトール	○	／	○
脳保護療法	活性酸素の働きを抑えて脳の組織の壊死を防ぐ	エダラボン	○	○	○

内科的治療では、上記の治療法を
組み合わせて行うことが多くなっています。

今後に期待したい最新の血管内治療

ｔ‐ＰＡ静注療法の登場によって、脳梗塞の治療は大きく前進しましたが、超急性期を過ぎてｔ‐ＰＡ静注療法が受けられなかった場合や、ｔ‐ＰＡ静注療法で効果がなかった場合には「血管内治療」という方法もあります。

これは、脳動脈に血栓回収器具（デバイス）を挿入して、血栓を吸引して除去する治療法です。脳梗塞の発症から8時間以内まで有効とされています。

さらに最近では、ステントという網状の筒で血管を広げながら血栓を回収する、新しい器具も登場しました。

これらの最新デバイスを使った血管内治療は、従来のデバイスに比べると、血管の再開通率や予後の改善率を飛躍的に向上させています。

現在は、残念ながらごく一部の医療機関でしか受けられませんが、有望な治療法だけに、将来的には日本全国に拡大することが期待されています。

●血管内手術

メルシー

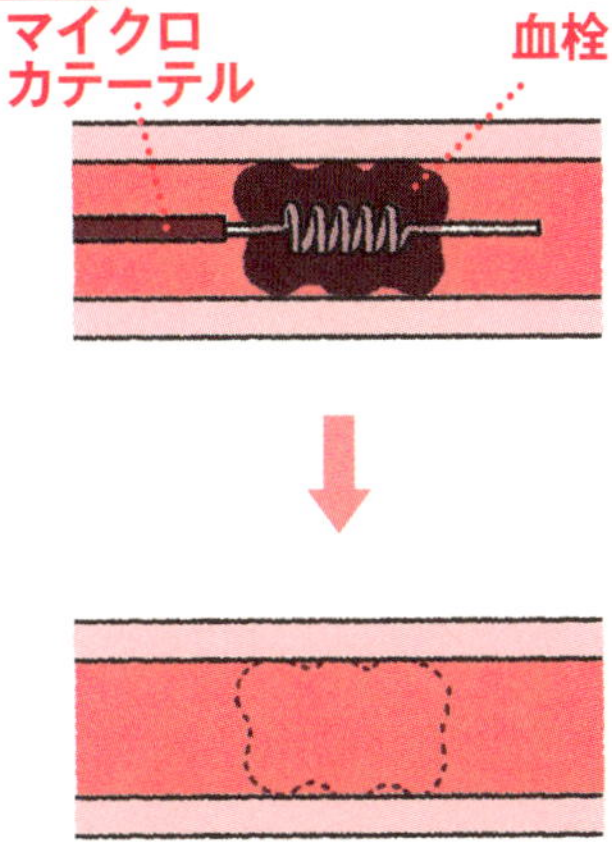

直径1mmほどのマイクロカテーテルを梗塞巣まで送り込み、らせん状のコイルで血栓を絡めとる手術です。

ソリテア

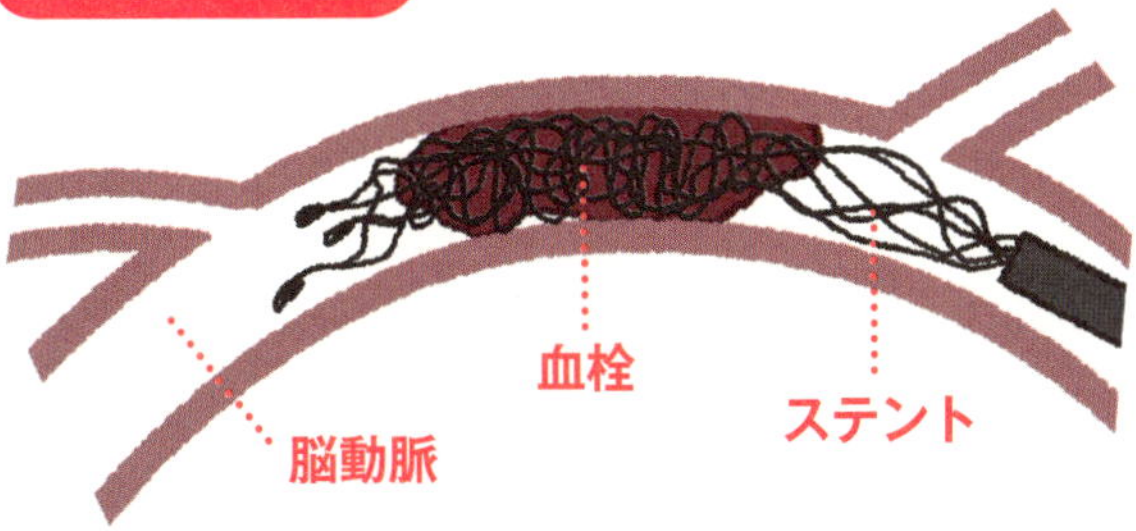

脳動脈の血栓ができている箇所にステントを挿入し、血管を広げつつ、血栓を絡めとる手術です。

リハビリテーションは急性期から始まる

社会復帰を目指したリハビリテーションは、急性期治療の最中にベッドで安静にしているときから始まります。症状にもよりますが、脳梗塞を起こした翌日から、最初は床ずれの予防や手足を正しい位置や形に保つためのケアが中心になります。

急性期は寝たきりの状態が続くため、麻痺があると手足が拘縮（関節が固まって動かなくなる）してしまいます。それを防ぐため、たとえ意識がない患者さんでも、理学療法士によってゆっくり手足の運動を行います。

リハビリテーションは最初の1ヶ月間が非常に重要です。1ヶ月間は急激に回復しますが、その後は回復スピードが緩やかになり、6ヶ月を過ぎるとそれ以上の回復はあまり期待できなくなります。

寝たきりを防ぐために、リハビリはあきらめずに継続して行うことが何より大事です。患者さん自身も積極的に取り組んでください。

●回復期リハビリ病院・病棟の選び方

1● 回復期リハビリテーション病床の
認定を受けている

2● リハビリテーションの専門医がいる

3● 回復期病床数当たりの
理学療法士・作業療法士・言語聴覚士など
訓練スタッフ数が十分足りている

4● 週末や連休中もリハビリを行う

5● リハビリによる能力回復の
実績が評価できる

6● リハビリ後の在宅復帰率が高い

7● 地域に介護サービス事業所がある

8● MRI設備と脳卒中専門医がいる

薬物療法と危険因子の管理で再発予防の徹底を

脳梗塞は再発の危険がある病気です。

一度発症したタイプと同じ脳梗塞が起こることが多く、特に心原性脳塞栓症は、再発したときも心原性脳塞栓症である場合が多くなります。

脳梗塞の再発で最も注意しなければならないのは、発症後1年間です。一般住民を対象とした調査報告では、その1年間に約10％もの人が再発を起こしています。

再発の怖さは、初めてのときよりも重症になる危険性があることです。脳梗塞の場合、前回と同じ部位の血管ではなく、新たに別の血管が詰まることのほうが多く、梗塞の部位が広がると、脳の障害も広範囲に及び重症化しやすいのです。

再発を予防するには、抗血栓療法と、生活習慣病や喫煙などの危険因子の厳格なコントロールが二本柱となります。

加えて、定期的に検査を受けることも肝心です。

●再発予防の二本柱

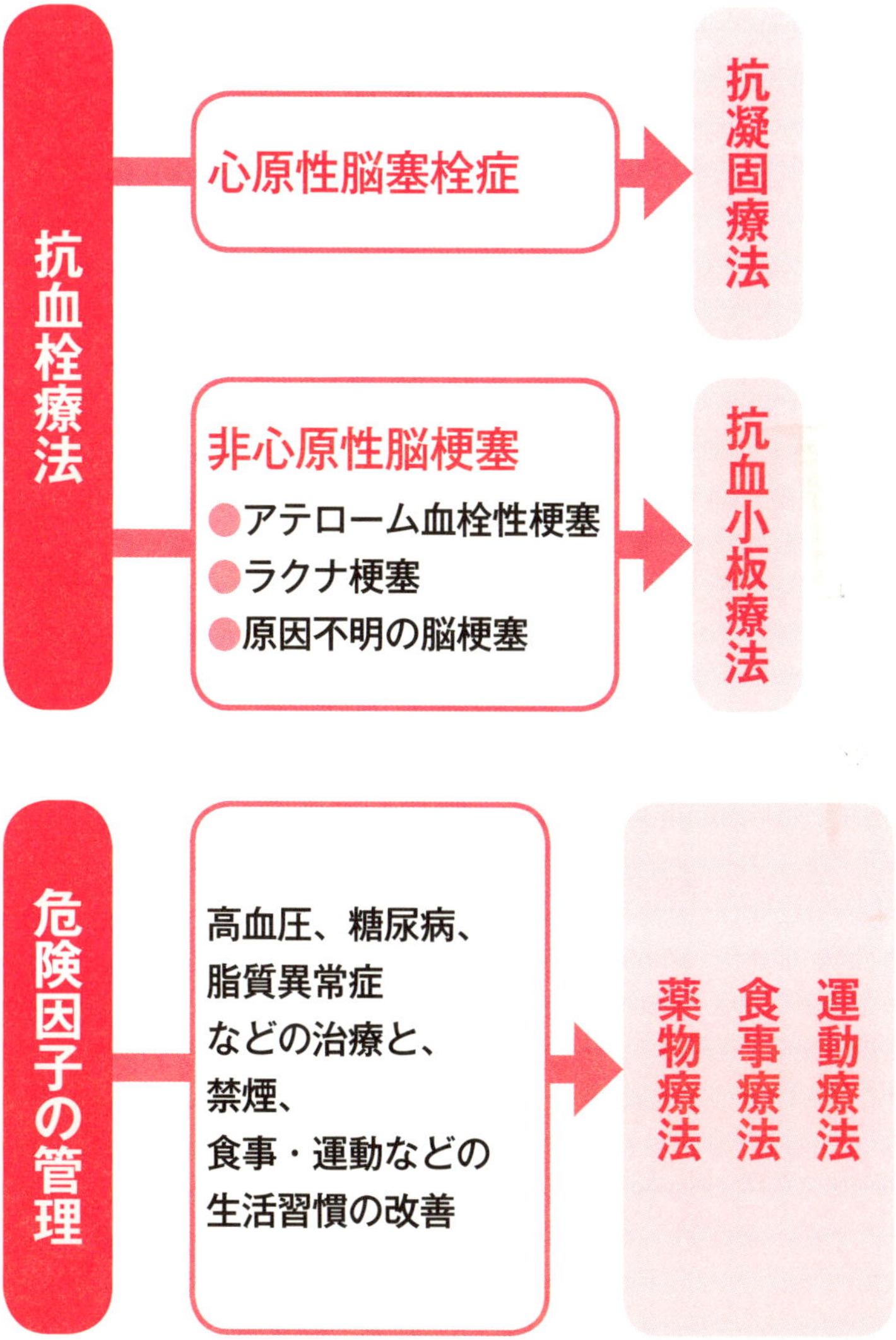
抗血栓療法
心原性脳塞栓症
抗凝固療法
非心原性脳梗塞
●アテローム血栓性梗塞
●ラクナ梗塞
●原因不明の脳梗塞
抗血小板療法
危険因子の管理
高血圧、糖尿病、
脂質異常症
などの治療と、
禁煙、
食事・運動などの
生活習慣の改善
運動療法
食事療法
薬物療法

監修者紹介

内山真一郎（うちやま・しんいちろう）

山王病院・山王メディカルセンター脳血管センター長、国際医療福祉大学臨床医学研究センター教授。前東京女子医科大学脳神経センター所長・同神経内科主任教授。東京女子医科大学名誉教授。1949年、埼玉県生まれ。1974年、北海道大学医学部を卒業後、東京女子医科大学勤務。1981年、アメリカのメイヨー・クリニックに留学。専門は、脳卒中学、血栓止血学、臨床神経学。日本脳卒中学会理事、脳ドック学会会長などの要職を歴任。大学病院での診療のみならず、脳卒中の予防のための啓発活動を精力的に行っている。03年、脳梗塞に倒れた長嶋茂雄氏の主治医としても知られている。

参考文献

『名医の図解 脳梗塞の予防・治療と生活のしかた』内山真一郎著（主婦と生活社）
『脳卒中　見逃さない、あきらめない』内山真一郎監修（NHK出版）
『脳卒中 これだけ知れば怖くない―働き盛りを襲う脳梗塞・脳出血・くも膜下出血』内山真一郎著（実業之日本社）
『これだけは知っておきたい脳梗塞の予防と治療』（実業之日本社）
『働き盛りを襲う脳梗塞: ここまで防げる、ここまで治る最新医療』内山真一郎著（小学館）
『隠れ脳梗塞は自分で治す』池谷敏郎著（SBクリエイティブ）

編集協力／コパニカス（中村裕一・杉本弓子・木村さとみ）
カバー・デザイン／CYCLE DESIGN　　本文デザイン／菅沼 画
カバー・本文イラスト／之白 黒
校閲／校正舎楷の木　　編集プロデュース／横塚利秋

＊本書に関するご感想、ご意見、ご質問がありましたら、
書名記入の上、下記メール・アドレス宛までお願いします。
firstedit@tatsumi-publishing.co.jp

「図解・決定版 脳梗塞の予防がよくわかる最新知識」

2014年9月25日　初版第1刷発行

監修者　内山真一郎
発行者　穂谷竹俊
発行所　株式会社日東書院本社
〒160-0022　東京都新宿区新宿2丁目15番14号　辰巳ビル
TEL：03-5360-7522（代表）
FAX：03-5360-8951（販売）
URL：http://www.TG-NET.co.jp

印刷所／図書印刷株式会社　製本所／株式会社宮本製本所

 ISBN978-4-528-01073-4　C2047